甲状腺疾病

一本通

主编　丁　政　邓先兆　郭伯敏

主审　樊友本

上海科学技术出版社

图书在版编目（ＣＩＰ）数据

甲状腺疾病一本通 / 丁政，邓先兆，郭伯敏主编
. -- 上海 ：上海科学技术出版社，2024.1
ISBN 978-7-5478-6418-0

Ⅰ．①甲…　Ⅱ．①丁…　②邓…　③郭…　Ⅲ．①甲状腺
疾病－诊疗－普及读物　Ⅳ．①R581-49

中国国家版本馆CIP数据核字(2023)第222855号

甲状腺疾病一本通

主编　丁　政　邓先兆　郭伯敏
主审　樊友本

上海世纪出版(集团)有限公司
上海 科 学 技 术 出 版 社　出版、发行
(上海市闵行区号景路 159 弄 A 座 9F－10F)
邮政编码 201101　www.sstp.cn
江阴金马印刷有限公司印刷
开本 787×1092　1/16　印张 17.25
字数：268 千字
2024 年 1 月第 1 版　2024 年 1 月第 1 次印刷
ISBN 978－7－5478－6418－0/R・2893
定价：48.00 元

内容提要

　　《甲状腺疾病一本通》由上海交通大学医学院附属第六人民医院暨上海交通大学甲状腺疾病诊治中心和全国各分中心及国内部分相关领域的专家，根据自身临床一线的工作经验与日常患者咨询的相关问题，精心编撰而成。

　　本书内容广泛、知识系统，涵盖认识甲状腺、甲状腺肿瘤的规范诊断、合理手术治疗、综合辅助治疗、甲状腺术后的护理与保健、甲状腺良性疾病相关问题，以及甲状腺癌相关的其他问题等七大板块。书中涉及的常见甲状腺疾病包括甲状腺结节、桥本甲状腺炎、甲状腺功能亢进症及甲状腺功能减退症等，尤其对危害较大的甲状腺癌进行了重点介绍。

　　本书通过小标题、引言提问、正文解答及延伸阅读的形式，对甲状腺疾病做了专业、系统的解答，既通俗易懂，又专业可读，既适合广大群众和病友阅读，又值得年轻医生或医学生参阅。

编者名单

主编 · 丁　政　邓先兆　郭伯敏

主审 · 樊友本

编者 · （按姓氏汉语拼音排序）

包玉倩　上海交通大学医学院附属第六人民医院

陈　曦　上海交通大学医学院附属瑞金医院

陈立波　上海交通大学医学院附属第六人民医院

戴文成　南通大学附属肿瘤医院

邓先兆　上海交通大学医学院附属第六人民医院

丁　政　上海交通大学医学院附属第六人民医院

樊友本　上海交通大学医学院附属第六人民医院

范建霞　上海交通大学医学院附属国际和平妇幼保健院

方　芳　上海交通大学医学院附属第六人民医院

冯　笑　上海交通大学医学院附属第六人民医院

高　非　上海交通大学医学院附属第六人民医院

高云潮　上海交通大学医学院附属第六人民医院

葛　声　上海交通大学医学院附属第六人民医院

顾晓辉　上海交通大学医学院附属第六人民医院

郭　凯　上海交通大学医学院附属仁济医院

郭伯敏　上海交通大学医学院附属第六人民医院

郭明高　上海交通大学医学院附属第六人民医院

郭顺利　福建省老年医院

洪楚原　广州医科大学附属第二医院

康　杰　上海交通大学医学院附属第六人民医院

李　鸣　上海交通大学医学院附属第六人民医院

李　朋　北京大学深圳医院

李　圆　南京医科大学附属常州第二人民医院

李连喜　上海交通大学医学院附属第六人民医院

林佳伟　中山大学附属汕头医院

刘　冰　哈尔滨医科大学附属第二医院

刘安阳　清华大学附属北京清华长庚医院

刘新杰　南方科技大学第一附属医院（深圳市人民医院）

刘志艳　上海交通大学医学院附属第六人民医院

吕亭亭　上海交通大学医学院附属第六人民医院

吕中伟　同济大学附属第十人民医院

罗　斌　清华大学附属北京清华长庚医院

罗　琼　同济大学附属第十人民医院

罗定存　浙江大学医学院附属杭州市第一人民医院

罗全勇　上海交通大学医学院附属第六人民医院

罗勋鹏　南方科技大学第一附属医院（深圳市人民医院）

麻玉慧　上海交通大学医学院附属第六人民医院

马燕红　上海交通大学医学院附属第六人民医院

彭　友　浙江大学医学院附属杭州市第一人民医院

彭文波　上海交通大学医学院附属第六人民医院

秦华东　哈尔滨医科大学附属第二医院

邱旺旺　上海交通大学医学院附属第六人民医院

沈晨天　上海交通大学医学院附属第六人民医院

史亚飞　济宁医学院附属医院

孙贞魁　上海交通大学医学院附属第六人民医院

陶子夏　上海交通大学医学院附属第六人民医院

王　成　宁波市第二医院

王　燕　上海交通大学医学院附属第六人民医院

王建华　南京中医药大学附属中西医结合医院

王卓颖　上海交通大学医学院附属仁济医院

韦　伟　北京大学深圳医院

吴贤江　宁波市第二医院

伍　波　上海交通大学医学院附属第六人民医院

伍爱群　上海交通大学医学院附属第六人民医院

武晓莉　上海交通大学医学院附属第九人民医院

夏晓天　上海交通大学医学院附属第六人民医院

徐书杭　南京中医药大学附属中西医结合医院

严佶祺　上海交通大学医学院附属瑞金医院

杨治力　上海交通大学医学院附属第六人民医院

叶卫东　复旦大学附属肿瘤医院

易红良　上海交通大学医学院附属第六人民医院

殷　峻　上海交通大学医学院附属第六人民医院

应　涛　上海交通大学医学院附属第六人民医院

张晓毅　华中科技大学同济医学院附属武汉市中心医院

章祎淳　上海交通大学医学院附属第六人民医院

赵敏健　武汉大学人民医院鄂州医院（鄂州市中心医院）

郑元义　上海交通大学医学院附属第六人民医院

钟春林　电子科技大学医学院附属绵阳医院

周　健　上海交通大学医学院附属第六人民医院

周慧芳　上海交通大学医学院附属第九人民医院

朱晨芳　上海交通大学医学院附属第九人民医院

朱华明　上海交通大学医学院附属第六人民医院

朱悦奇　上海交通大学医学院附属第六人民医院

邹湘才　广州医科大学附属第二医院

主编介绍

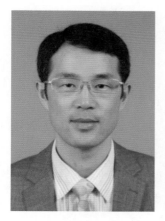

丁 政

医学博士，上海交通大学医学院附属第六人民医院普通外科主治医师。

擅长甲状腺、甲状旁腺及疝病的诊治。曾公派至加拿大多伦多大学留学1年。作为主要研究者参与国家科学技术部重点研发计划项目、国家自然科学基金项目、上海市科学技术委员会课题等。在国际上首创经颏下单孔内镜甲状腺手术理念，获上海交通大学医学院附属第六人民医院新技术新项目奖。担任中国研究型医院学会甲状腺疾病专业委员会青年委员、中国医疗保健国际交流促进会甲状腺疾病分会青年委员、中国中西医结合学会甲状腺和甲状旁腺专业委员会委员。发表论文20余篇（SCI收录10余篇）；主编、参编及参译著作8部；获得国家发明专利1项、实用新型专利2项。

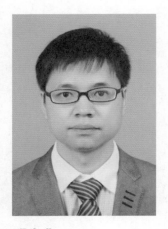

邓先兆

医学博士，上海交通大学医学院附属第六人民医院甲乳疝外科主治医师。

在疑难危重甲状腺手术、局部晚期甲状腺癌综合诊治领域积累了丰富的临床经验。担任中国抗癌协会甲状腺癌专业委员会青年委员、中国医疗保健国际交流促进会甲状腺疾病专业委员会委员、中国研究型医院学会甲状腺疾病专业委员会甲状腺手术学组委员、中国医疗保健国际交流促进会甲状腺疾病专业委员会颈清学组委员、中国中西医结合学会普通外科专业委员会甲状腺和甲状旁腺专家委员会常务委员兼秘书。发表论文（包括 SCI 收录）10 余篇；主编、参编及参译著作 8 部。

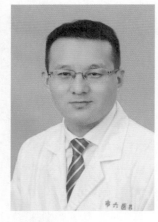

郭伯敏

医学博士，上海交通大学医学院附属第六人民医院甲乳疝外科主治医师。

擅长甲状腺肿瘤规范化诊治、颈部无瘢痕甲状腺内镜手术（经口入路、全乳晕入路、腋窝入路）及疝微创手术。荣获 2019 年"豪韵达人秀甲状腺手术视频比赛"华东赛区甲状腺内镜组第一名、全国总决赛第三名。担任中国研究型医院学会甲状腺疾病专业委员会能量外科学组委员、中国医疗保健国际交流促进会甲状腺疾病分会腔镜甲状腺学组委员、中国抗癌协会肿瘤微创治疗专业委员会甲状腺分会青年委员、上海市医学会普外科专科分会甲状腺外科学组委员、上海市中西医结合学会甲乳外科专业委员会委员兼第二届甲状腺疾病专业委员会委员。发表论文（包括 SCI 收录）10 余篇；参编、参译多部著作。

主审介绍

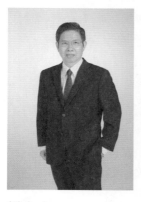

樊友本

医学博士,教授,主任医师,上海交通大学医学院附属第六人民医院普通外科行政副主任,甲状腺外科暨上海交通大学甲状腺疾病诊治中心主任。

在甲状(旁)腺肿瘤和疝病的诊治与研究方面取得较大成绩,多次被评为甲状腺和疝全国十强名医。担任中国中西医结合学会甲状腺和甲状旁腺专家委员会主任委员、中国医师协会甲状腺专业委员会副主任委员、中国医疗保健国际交流促进会甲状腺疾病专业委员会副主任委员、中国研究型医院学会甲状腺疾病专业委员会副主任委员兼甲状腺手术学组组长、中华医学会内分泌外科学组委员、中华医学会外科分会甲状腺和代谢学组委员、中国抗癌协会甲状腺癌专业委员会委员、中国临床肿瘤学会甲状腺癌专业委员会常委、国家癌症中心甲状腺癌质控专家委员会委员、上海市医学会普外科专科分会甲状腺外科学组副组长兼微创外科学组委员、上海市抗癌协会甲状腺肿瘤专业委员会副主任委员、美国内分泌外科协会委员及国际内分泌外科协会委员。

担任《中华外科杂志》《中华内分泌外科杂志》《中华临床医师杂志》《中国新药与临床杂志》《腹腔镜外科杂志》,以及美国《外科肿瘤学杂志》(*Journal of Surgical Oncology*)等编委,发表论文(包括SCI 收录)百余篇。主编《甲状腺和甲状旁腺内镜手术学》(上海科学技术出版社,2014 年)、《局部晚期甲状腺癌的多科联合诊治》(上海交通大学出版社,2017 年),主译《甲状腺和头颈外科经验与教训》(人民卫生出版社,2015 年)、《甲状腺结节和分化型甲状腺癌》(上海科学技术出版社,2018 年)等 8 部专著。樊教授是我国甲状腺疾病首部《甲状腺结节和分化型甲状腺癌诊治指南》(2012 年)的编写专家之一,共同主编《局部晚期甲状腺癌手术治疗中国专家共识(2020版)》及《甲状腺癌上纵隔淋巴结转移外科处理中国专家共识(2022版)》,也是《经胸前入路腔镜甲状腺手术专家共识(2017 版)》《经口腔前庭入路腔镜甲状腺手术专家共识(2018 版)》等多个共识的编写专家之一。曾获 2018 年度国家教育部科学技术进步奖二等奖、2020年度华夏医学科技奖三等奖、2020 年度上海市科学技术进步奖一等奖。拥有国家发明专利 1 项。

序一

　　甲状腺疾病是临床上常见的一种疾病。近年来,甲状腺结节、甲状腺功能亢进症、甲状腺功能减退症及甲状腺炎的发病率在国内外都呈现明显增高趋势。就诊涉及多个科室,包括内分泌代谢科、甲状腺(头颈)外科、超声影像科、核医学科及妇产科等,而且越来越专科化、专病化。患者经常很迷惑,对疾病的态度和认知不一:有的患者认为甲状腺肿瘤是"懒癌",对其漫不经心,导致诊治延误,有的甚至严重影响生活质量及生存;有的患者一旦诊断为甲状腺癌,则惴惴不安,谈癌色变。由此可见,大众对甲状腺疾病的认识存在不足,非常需要加强有关甲状腺疾病知识的科普。

　　上海交通大学医学院附属第六人民医院樊友本教授团队在繁忙的临床工作之余,组织上海交通大学甲状腺疾病诊治中心临床一线的专家及部分国内知名的甲状腺疾病专家,紧密联系临床实际问题,编写了本书。他们既长期从事临床一线工作,对患者关心的问题非常了解,又有着丰富的图书编写经验,善于用通俗易懂的语言向大众普及临床知识。本书内容广泛,涵盖甲状腺的解剖、生理功能与营养,甲状腺疾病的临床、生化、影像学、病理学诊断方法,以及甲状腺肿瘤开放手术、微创手术的常用方法和术后的常见并发症与护理。此外,甲状腺功能亢进症、甲状腺功能减退症、甲状腺炎及与之相关的一系列临床诊治问题也在本书中得到了解答。

　　10多年来,国内外相继发布了多个甲状腺疾病诊治指南和专家共识,我国甲状腺疾病(特别是甲状腺癌)的诊治逐步规范,疗效得到明显提升。对甲状腺疾病的宣教能够使疾病早预防、早发现、早诊治，让患者减少治疗费用，进一步提高防治疗效。相信本书的问世，一定会给广大感兴趣的读者带来有益的收获。

田　文

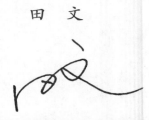

中国人民解放军总医院普通外科医学部甲状腺（疝）外科主任
中国医师协会科学普及分会副会长
中国研究型医院学会甲状腺疾病专业委员会主任委员
中国医师协会外科医师分会甲状腺外科医师委员会主任委员
中华医学会外科学分会疝与腹壁外科学组副组长
2023 年 9 月于北京

序二

近年来，甲状腺疾病(特别是甲状腺癌)的发病率逐年升高。在北京、上海、杭州、广东等地区，甲状腺癌的发病率已升至女性恶性肿瘤的前3位，成为女性恶性肿瘤发病率增长最快的肿瘤。在体检中，人们经常会被查出甲状腺结节甚至甲状腺癌。由此，甲状腺癌才逐渐受到重视。同时，大众对甲状腺结节和甲状腺癌的前因后果常常认识不足，易产生焦虑、恐慌等负面情绪，或者因肿瘤进展而导致声音嘶哑、气管侵犯、颈部淋巴结广泛转移或肺、骨远处转移。目前，向社会普及甲状腺癌相关医学知识是比较迫切的需求。希望通过科普宣传，助力甲状腺疾病早诊早治，达到精准防治的目标。

由上海交通大学医学院附属第六人民医院樊友本教授团队组织编写的这本科普图书，融专业性和通俗性于一体，对甲状腺癌的诊断、外科治疗、护理康复、辅助治疗及相关热点问题都有较为详细的介绍。相信读者认真阅览完相关专题后，会对甲状腺癌的来龙去脉有比较清晰的认识。以甲状腺癌的规范化治疗为例，当前针对甲状腺低危微小癌的治疗，从随访观察、射频消融到各种微创美容入路手术和传统甲状腺癌根治手术，非专业人士往往看得眼花缭乱、困惑不解，而本书专门针对这方面问题做了通俗易懂的介绍。对于局部晚期难治性甲状腺癌，本书提倡的多学科联合诊治和多个相关手术科室强强联合手术，也给患者带来了新的希望。

本书的问世，与中国医疗保健国际交流促进会甲状腺疾病防治分会主办的"去'甲'存真"科普项目一样，既响应了"服务国家发展大局,着力弘扬科学精神、提升公民科学素质"的科普号召,也满足了普通百姓求医问药的日常需求。希望《甲状腺疾病一本通》能成为甲状腺癌患者诊疗过程中的良师益友。

刘绍严

国家癌症中心、中国医学科学院肿瘤医院头颈外科主任
中国医疗保健国际交流促进会甲状腺疾病专业委员会主任委员
中华医学会肿瘤学分会甲状腺专业委员会副主任委员
中国医师协会外科医师分会甲状腺外科医师委员会副秘书长、常务委员
中华医学会耳鼻咽喉头颈外科学分会委员、头颈外科学组副组长
教授,博士生导师
2023 年 9 月于北京

序三

　　上海交通大学医学院附属第六人民医院甲状腺外科是上海交通大学甲状腺疾病诊治中心的牵头单位，曾获"上海交通大学优秀专病诊治中心"称号。多年来，该团队在樊友本教授的带领下，从2006年仅有10张床位的甲状腺专业组，发展成现在具有60张床位的甲乳疝外科，甲状腺年手术量也由之前的300台，发展到现在的3000多台。该甲状腺外科以内镜手术为切入点，在国际上首创经乳晕单孔内镜甲状腺切除术和经颏下单孔内镜甲状腺切除术。我院甲状腺外科现已形成了局部晚期疑难危重甲状腺癌的多学科联合诊治，以及规模化开展经颏下和口腔前庭、经乳晕和腋窝内镜甲状腺癌根治术两大特色，在全国甲状腺外科领域有很强的影响力。

　　樊教授领衔的团队不仅在临床上做了很多开拓性的工作，还不忘著书立说，已主编、主译了8部专业著作，把自己宝贵的临床经验传授给全国广大的同行。此次，樊教授组织我院和兄弟医院甲状腺及相关学科专家编写这本科普图书，给普通患者和相关初级专业人员传授知识，为健康中国战略贡献我们"上海六院人"的一份努力。希望大家能够喜欢本书并从中获益！

陈　方

上海交通大学医学院附属第六人民医院党委书记

泌尿外科主任医师

教授，博士生导师

2023年10月于上海

序四

近年来，甲状腺疾病的发病率逐年增高。在上海等沿海地区，女性甲状腺癌的发病率快速增长，部分地区的发病率已上升至女性恶性肿瘤的第一位。一些人体检发现甲状腺结节就惊慌失措，唯恐是甲状腺癌，担心威胁生命；另一些人得了恶性的甲状腺结节却依然轻视、拖延，致使贻误治疗时机。甲状腺疾病知识的科学普及率还远远不够，需要有甲状腺疾病预防和诊治的一线专家为民众答疑解惑。

我院樊友本教授团队多年来一直致力于甲状腺疾病（特别是甲状腺癌）的临床诊治和科学研究。在甲状腺疾病的临床、科研、教学、预防、科普等方面，樊友本教授团队形成了一整套专业知识体系，积累了丰富的实践经验。此次，由樊教授团队编写的本书是基于我院多学科临床一线甲状腺方面专家团队多年的大量实践，汇集了上海交通大学甲状腺疾病诊治中心及全国分中心牵头专家的真知灼见，还结合了部分相关知名专家颇有见地的专题科普。本书从认识甲状腺解剖部位和生理功能开始，阐述甲状腺疾病所涉及的病理、营养、预防保健和护理，以及甲状腺肿瘤的规范诊治、甲状腺疾病的其他临床常见相关问题。书中所有问题均系临床诊疗及科普宣传中大众常常提出的，并且均由资深专家详细解答及最后总结。因此，这本科普图书具有很强的针对性、实用性、专业性及权威性。

我们期待《甲状腺疾病一本通》能够为大众提供贴身的甲状腺

疾病防治的专业指导和参考，也希望给相关专业人员带来新的认知和启发。

殷善开

上海交通大学医学院附属第六人民医院院长
耳鼻咽喉头颈外科主任医师
教授，博士生导师
2023 年 10 月于上海

前言

近 20 年来，甲状腺疾病的发病率逐年增高。甲状腺结节、甲状腺癌、桥本甲状腺炎、甲状腺功能亢进症及甲状腺功能减退症等甲状腺相关疾病的患者在临床上已经占据相当大的比例。许多患者和家属饱受甲状腺疾病的困扰，但又对其了解不足。有些患者过度紧张、焦虑；而有些患者却不重视，导致延误诊治。因此，作为临床医务工作者，我们有必要通过科普，将一些专业、晦涩的医学知识转化为患者能够看得明白的信息，以便大众能够更好地防治甲状腺疾病。

2022 年 5 月的"国际甲状腺疾病知识宣传周"中，我们组织了上海交通大学甲状腺疾病诊治中心的临床一线专家，邀请他们撰写了一些民众日常关心和咨询的甲状腺疾病相关的科普文章，并进行了线上宣传。有的文章点击量很快过万，由此，我们意识到大众对甲状腺疾病相关知识的关注与重视，亟须一本能结合临床实际的甲状腺疾病科普读物，以供查询和阅读。之后，我们又组织了上海交通大学甲状腺疾病诊治中心在全国多个分中心的学科带头人，并邀请了国内部分相关领域的专家撰稿，充实了本书，使内容更丰富、知识更全面、表述更科学且通俗易懂。

相信本书的问世一定会有助于帮助大家了解甲状腺相关疾病的来龙去脉，以及诊治、预防的现况与进展。同时，本书也适合医学生、年轻医生、全科或基层医生阅读。

衷心感谢为本书撰稿的上海交通大学甲状腺疾病诊治中心和

全国各分中心的相关专家及国内部分相关领域的知名专家。这些专家在日常繁忙的临床工作中抽出宝贵的时间认真撰稿，倾囊相授各自所学，为本书的内容和质量提供了专业支撑。我们还要衷心感谢全国甲状腺学会的主任委员田文教授、刘绍严教授，以及上海交通大学医学院附属第六人民医院陈方书记、殷善开院长对本书的大力支持和拨冗作序。衷心感谢上海科学技术出版社的编辑和我院顾海鹰老师在本书编写过程中提出的宝贵建议，还有我院摄影室的李晟捷老师包揽了本书的所有绘图。我们在此一并表示衷心的感谢！

由于编者水平有限，书中难免存在不足，恳请大家批评指正！

主　编

2023 年 9 月于上海

目录

第一篇

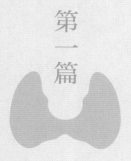

认识甲状腺

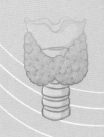

1 甲状腺是个什么样的器官?

近年来,甲状腺疾病因高发病率而逐渐为人们所熟悉。然而,甲状腺究竟是个什么样的器官? 它位于人体的什么部位? 一些朋友不太了解。接下来将重点向您介绍甲状腺的形态和位置,以及与甲状腺相邻的一些重要器官和组织。

甲状腺的形态和位置

生活中,大多数人并不知道甲状腺位于人体何处,但对于"大脖子病"却不陌生。其实,大部分的"大脖子病"就是甲状腺肿大。甲状腺是人体最大的内分泌器官,其重量通常为 20~30 g,在个体、性别、年龄、地区间都有所差别,妊娠或哺乳期略大。甲状腺位于颈前部、喉下方的气管前方,在吞咽东西时会随着喉结上下移动。甲状腺的上端位于人体第 2 或第 3 环状软骨,下端至第 6 气管软骨环,有时可达胸骨上窝或胸骨后。甲状腺由左右两侧叶和连接两侧叶的较狭窄的峡部组成。部分甲状腺可见到长短不一的由峡部或侧叶向上突起的锥状叶,而少数甲状

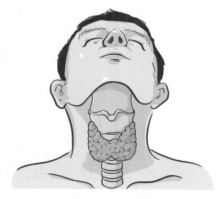

甲状腺的形态和位置

腺则无峡部。甲状腺的左侧叶、右侧叶和峡部，共同组成了一个蝴蝶形结构——左、右侧叶为蝴蝶的两个翅膀，峡部则相当于蝴蝶的躯干。又因甲状腺外形犹如盾甲，故以此命名。

🔘 甲状腺的毗邻

甲状腺的毗邻关系较复杂。前面由表及里的层次是：皮肤、皮下组织、颈深筋膜浅层、舌骨下肌群、内脏筋膜壁层和脏层。后面与咽喉、气管、食管及喉返神经相邻，其两侧背面还有上下左右 4 个甲状旁腺。后外侧有颈动脉、颈静脉、迷走神经、颈交感神经干。所以，当甲状腺肿大压迫邻近器官时，可能会引起相应症状：压迫气管和食管，可引起呼吸、吞咽困难；压迫喉返神经，可引起声音嘶哑。而当发生甲状腺癌压迫交感神经干时，则可能出现霍纳综合征（瞳孔缩小、眼睑下垂及眼裂狭小、眼球内陷、患侧额部无汗），以及颈总动脉搏动向外移位等症状。

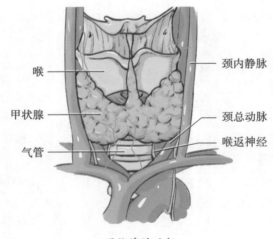

喉　　　　颈内静脉
甲状腺　　颈总动脉
气管　　　喉返神经

甲状腺的毗邻

🔘 甲状腺的被膜

甲状腺表面覆以两层被膜。直接紧贴腺体表面者为纤维囊（即真被膜），它还伸入腺体实质内面，将腺体实质分为若干小叶；纤维囊外周有气管前筋膜形成的筋膜鞘，亦称外科囊（即假被膜）。囊与鞘之间有血管和少量疏松结缔组织。筋膜鞘在侧叶上端增厚成为甲状腺悬韧带,连于甲状软骨板侧面;侧叶内侧面中央有纤维囊增厚而成的侧叶固定带,连于环状软骨下缘和第1、2气管软骨环,少数还有腺体组织混于其内。甲状腺峡部深面的纤维囊亦增厚成峡部固定带,将其与气管上端前面相连。上述几处被膜的固定,致使甲状腺会随咽喉的活动而上下移动,我们亦可借此与其他非甲状腺肿瘤相鉴别。甲状腺还可通过被膜内的小血管,从气管分支动脉得到血供。在进行甲状腺次全切除术而结扎甲状腺上下动脉后,残留的腺体和甲状旁腺即从这些小血管和附近其他小血管中得到血供。

甲状腺的血管和神经

甲状腺的血液供应来源非常丰富,主要来自两侧的甲状腺上动脉和甲状腺下动脉。甲状腺动脉之间及咽喉部、气管、食管的动脉分支之间,均存在广泛的吻合支,故在甲状腺手术中将甲状腺上、下动脉全部结扎,也不会发生甲状腺残留部分及甲状旁腺缺血。甲状腺表面还有丰富的静脉网,汇成上、中、下静脉干。

甲状腺的淋巴管分布于甲状腺叶间结缔组织内,常常围绕其动脉伴行,并且与腺体被膜的淋巴管交通,使得甲状腺的淋巴汇合流入到沿颈内静脉排列的颈深淋巴结。气管前、甲状腺峡部上的淋巴结和气管旁、喉返神经周围的淋巴结也收集来自甲状腺的淋巴。甲状腺的神经有交感神经纤维和副交感神经纤维。交感神经的功能是使血管收缩,副交感神经纤维来自迷走神经,经喉返神经及喉上神经分布于甲状腺腺体。喉上神经和喉返神经与甲状腺的关系密切,分别位于甲状腺的上端和背侧。因此,甲状腺外科手术有损伤神经的可能,术后可能会出现声音嘶哑、饮水呛咳等症状。

📋 小知识

甲状腺是人体重要的内分泌器官之一,它形似蝴蝶,紧贴在颈部气管前,毗邻咽喉部位的重要器官和组织,分泌的甲状腺激素可以调节人体的新陈代谢和生长发育,可谓"小器官,大学问"。

（钟春林）

2 甲状腺在人体发挥什么作用？

甲状腺是人体重要的内分泌器官之一，体积不大，但作用不小，主要作用是合成、贮存和分泌甲状腺激素。甲状腺的生理功能涉及机体的新陈代谢（蛋白质、糖、脂肪三大营养物质的代谢）、产热效应和生长发育。成年人可能会发生甲状腺功能减退症（简称"甲减"）或甲状腺功能亢进症（简称"甲亢"），影响日常生活和工作；而婴幼儿甲减则可能导致"呆小病"，出现智力减退、身材矮小。

甲状腺激素的产生

人体甲状腺激素的产生离不开碘的供应。碘是甲状腺合成甲状腺激素的重要原料，它参与了甲状腺激素合成的重要过程。甲状腺利用无机碘化物合成甲状腺激素（一种有机结合碘）。甲状腺球蛋白在甲状腺激素分泌合成过程中，承担载体的作用。甲状腺激素与甲状腺球蛋白结合，贮存于甲状腺滤泡腔内，成为腔内胶质的一部分以备用，贮量为 $10\,000\sim20\,000\ \mu g$。按正常每日分泌量 $100\ \mu g$ 计算，贮存的甲状腺激素可供机体利用 $50\sim120$ 天。所以，甲亢时，使用抗甲状腺药物来抑制甲状腺激素的合成，需要相当长的时间。

甲状腺球蛋白经蛋白水解酶作用后，甲状腺激素才能从甲状腺球蛋白里析出，释放入血液中。释放到血液中并具有生物活性的甲状腺激素主要有三碘甲状腺原氨酸（triiodothyronine，T_3）和四碘甲状腺原氨酸（thyroxine，T_4；又称甲状腺素）。在正常情况下，大约 60％ 的 T_4 在血液循环中与甲状腺结合球蛋白结合，不发挥生物活性作用，只有游离状态的 T_4（free thyroxine，FT_4）才具有生物活性。在血液循环中仅有 0.3％～0.5％ 的 T_3 和 0.04％ 的 T_4 呈游离状态，能通过细胞膜在靶细胞中发挥相应的生物效应。

这些游离激素是甲状腺激素的活性部分，参与了下丘脑—垂体—甲状腺轴的反馈调节。而与蛋白结合的甲状腺激素和血清游离 T_3（free triiodothyronine，FT_3）、游离 T_4（FT_4）之间则处于动态平衡的状态，从而使血中 FT_3、FT_4 保持相对稳定，以维持正常的生理功能。游离甲状腺激素不受血清甲状腺结合球蛋白浓度变化的影响，直接反映甲状腺功能状态。因此，测定游离甲状腺激素比检测总甲状腺激素更能准确、可靠地反映甲状腺功能。

甲状腺激素的调控

甲状腺中甲状腺激素的释放与调控是通过下丘脑—垂体—甲状腺轴来共同完成的。整个合成和分泌过程受大脑皮质、下丘脑及垂体前叶所分泌的促甲状腺激素（thyroid stimulating hormone，TSH）所调控。

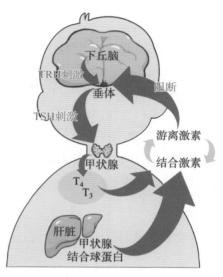

下丘脑—垂体—甲状腺轴负反馈机制图

打个比方，我们的大脑相当于司令部，它发出指令，分派任务，而甲状腺相当于作战处。甲状腺接受到任务指令后，做出甲状腺激素生产量的计划与分配部署，协调并动员系统各相关部门开展工作，进行甲状腺激素的合成、分泌、存贮及释放。

甲状腺可以进行自身调节。促甲状腺激素的分泌受血液中甲状腺激素浓度的影响。甲状腺激素分泌过多或给予大量甲状腺激素，都能抑制促甲状腺激素的分泌；反之，在手术切除甲状腺后，或在甲状腺激素的生物合成发生障碍（如给予抗甲状腺药物）时，促甲状腺激素的分泌可增加。这种"反馈作用"维持了下丘脑—垂体—甲状腺之间生理上的动态平衡。

甲状腺激素失调后的临床表现

当甲状腺激素长期"产量不足,供不应求"时,TSH 就开始分泌增加,就会导致甲减,表现出疲倦、乏力、记忆力明显下降、嗜睡、怕冷、脱发、月经紊乱、不孕、食欲下降、虚胖等新陈代谢降低现象;还可能会发生高脂血症,当累及心血管系统时,甚至出现心包积液、心衰、黏液性水肿、昏迷等症状,进而危及生命。

当甲状腺激素"产量过剩,供大于求"时,TSH 分泌就会降低,临床会出现甲亢症状,即神经、消化、心血管系统等兴奋性增高,出现代谢亢进现象;通常可见心慌、心悸、多汗、焦虑、注意力不集中、怕热、烦躁失眠、突眼、脱发、甲状腺肿大、食欲亢进、消瘦、大便次数增多、月经不调、不孕不育等高代谢症状,甚至出现甲状腺危象。

甲状腺功能一旦出现问题,必须积极治疗。出现甲减时,我们就需要根据临床表现与 T_3、T_4 及 TSH 数值的变化,给予补充甲状腺素;当出现甲亢时,我们也需要根据临床表现与 T_3、T_4 及 TSH 数值的变化,消除病因,严格限制甲状腺素合成的底物原料——碘的摄入,应用抗甲状腺药物,阻断甲状腺激素的合成,避免出现不良后果。

另外,甲状腺滤泡旁细胞还能分泌少量降钙素(calcitonin)。降钙素是诊断甲状腺髓样癌的一个重要标志物。

📋 **小知识**

甲状腺激素的生理功能非常强大,在人的一生中都起着重要作用。它维持机体的基础性活动,对各系统器官功能几乎都有不同程度的影响。在胎儿和新生儿时期,它可促进大脑发育;在幼年期,甲状腺激素与生长激素协同作用,使骨化中心发育成熟,并促进长骨、牙齿等生长。先天性甲状腺发育不全的患者生长发育可能减慢并产生脑发育障碍,表现出身材矮小、智力低下(即"呆小病")。甲状腺激素还调节糖、脂类及蛋白质等物质的代谢。而甲状腺作为生产甲状腺激素的能量工厂,又被称为人体的发动机。

(赵敏健)

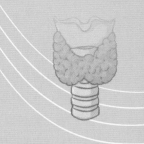

3 甲状腺功能异常会引起哪些疾病？

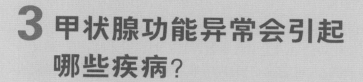

> 甲状腺作为内分泌腺体之一，是下丘脑—垂体—甲状腺轴的靶腺。甲状腺内存在大量的滤泡细胞，这些细胞可以合成和分泌甲状腺激素，参与调节体内的各种代谢并影响机体的生长和发育。甲状腺激素分泌过多或过少均可导致甲状腺功能异常（如甲状腺功能亢进症或减退症），进而引起循环、神经、消化等多系统疾病，严重者甚至威胁患者生命。有时，症状又轻微或不典型，容易忽视或漏诊。

甲状腺功能亢进症

甲状腺功能亢进症（简称"甲亢"）是指由甲状腺本身或甲状腺以外的多种原因引起的甲状腺激素增多，作用于全身的组织和器官，造成机体神经、循环、消化等各系统的兴奋性增高。主要临床表现包括：多食、消瘦、畏热、多汗、心悸等高代谢综合征，神经与血管兴奋性增强，以及不同程度的甲状腺肿大和突眼、手颤、胫前黏液性水肿等特征；严重还可能出现甲状腺危象、昏迷，甚至存在生命危险。

心脏对甲状腺激素异常敏感。甲状腺激素可使心率增快，心脏收缩能力增强，从而降低全身血管阻力，提高心排血量，增强交感—肾上腺系统的敏感性。甲状腺激素分泌过多会导致水钠潴留，引起房颤、心力衰竭等甲亢性心脏病。甲亢时，大脑中枢神经系统的兴奋性增高，可出现注意力不易集中、多愁善感、喜怒失常、烦躁不安、失眠及肌肉纤颤等。约 3% 的甲亢患者可能会并发周期性麻痹，主要表现为低血钾，出现发作性、对称性、渐进性肢体肌肉软瘫，下肢重于上肢，严重时累及呼吸肌和心肌。

胃肠蠕动和消化吸收功能也均受甲状腺激素的影响。甲亢时，胃肠蠕动加速，胃排空增快，肠吸收减少，可出现顽固性、吸收不良性腹泻。甲状腺激素也可以影响人体葡萄糖的代谢，比如促进小肠黏膜对葡萄糖的吸收，增强肝脏的糖原分解而抑制糖原合成，加强外周组织对葡萄糖的利用等。甲状腺激素还会导致血糖升高，甚至产生"继发性糖尿病"。值得注意的是，由于甲状腺激素对肝细胞具有直接毒性作用，体内高代谢可导致肝脏相对缺氧与营养不良，以及抗甲状腺药物也会对肝脏产生不良影响，不少甲亢患者在诊断时或治疗过程中会出现肝功能异常。

甲状腺功能减退症

甲状腺功能减退症（简称"甲减"）是由甲状腺激素合成和分泌不足引起的病症，一般多表现为代谢综合征。甲状腺功能处于低下状态时，中枢神经系统兴奋性降低，可出现记忆力减退、反应迟钝，常伴有嗜睡、智力下降、精神淡漠，严重者还会出现忧郁症，甚至幻觉或昏睡。此外，由甲减导致的胃肠蠕动减弱常引发厌食、腹胀、便秘，或者更严重的麻痹性肠梗阻。

甲状腺激素作用于心脏和血管，当其分泌不足时，可导致血管内皮舒缩功能障碍，使心肌黏液性水肿、纤维化、收缩力减退，造成心动过缓。由于血胆固醇增高，甲减易并发冠心病，这在老年人群中尤为明显。在病程长、程度重、长期得不到有效治疗的甲减患者中，甲减性肌病也常发生，主要表现为肌肉松弛无力或肌肉疼痛、强直或痉挛，关节表现为疼痛、僵硬、麻木、肿胀，少数可有积液、滑膜增厚。

正常的甲状腺功能，对于维持正常的生殖功能具有重要意义。甲减患者因缺乏甲状腺激素，常影响性腺的发育并出现功能紊乱，导致月经过多、闭经、不孕或怀孕后容易流产。怀孕期间，孕妇若发生甲减，则会导致母胎双方出现不良的妊娠结局，包括妊娠高血压、胎盘剥离、自发性流产、早产等。众所周知，怀孕前 3 个月是胎儿脑发育最关键的时期。此时，胎儿的甲状腺功能尚未完全建立，其脑发育所需的甲状腺激素主要依赖母体供给。若孕妇体内甲状腺激素不足，可使胎儿的智力、运动能力和认知能力受到影响，容易产生先天性甲状腺肿或克汀病及其他先天性畸形。

亚临床甲状腺功能异常

亚临床甲状腺功能异常,包括亚临床甲状腺功能亢进症(简称"亚临床甲亢")和亚临床甲状腺功能减退症(subclinical hypothyroidism, SCH;简称"亚临床甲减")。亚临床甲亢是指促甲状腺激素(TSH)低于正常值下限,但游离甲状腺素(FT$_4$)和总甲状腺素(total thyroxine, TT$_4$)仍在正常范围内;亚临床甲减则是指血清TSH水平高于正常值上限,FT$_4$和TT$_4$仍在正常范围内。亚临床甲状腺功能异常的患者可能没有任何异常症状或体征,或仅有甲亢或甲减的轻微症状。

总体而言,尽管其严重程度和对机体健康的影响一般要小于临床甲状腺功能异常,但部分人群仍然需要评估和治疗。老年人亚临床甲亢容易出现心动过速、心律失常、骨质疏松等。普通成人亚临床甲减可导致血脂代谢异常、动脉粥样硬化,以及心衰、冠心病的发生风险增加。孕妇妊娠期间出现亚临床甲减,则可能会影响后代的智力。

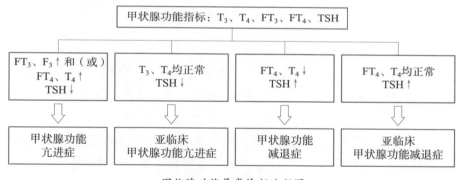

甲状腺功能异常诊断流程图

 小贴士

甲状腺功能异常包括甲状腺功能增强或减弱,即对应甲状腺功能亢进症和甲状腺功能减退症。甲状腺功能亢进症或减退症有较明显的临床表现,但还有部分患者只有甲状腺功能指标的异常而尚无明显的临床表现,则被称为亚临床甲状腺功能亢进症或减退症。建议体检时检测甲状腺功能,以便诊断。

(徐书杭)

4 引起甲状腺结节和癌变的 高危因素有哪些?

甲状腺良性和恶性结节的发病率逐年增高,尽管确切的病因和发病机制有待进一步研究,但已发现的一些高危因素涉及年龄、性别、饮食、环境、生活习惯等多方面。

目前,我国甲状腺结节的发病率越来越高,平均每 3～5 个人当中就有一个人存在或轻或重的甲状腺结节问题。据相关数据统计,一般人群中通过触诊的甲状腺结节检出率为 3%～7%,借助高分辨率超声的检出率可高达 20%～76%。这其中有 8%～15% 的甲状腺结节为恶性,即甲状腺癌。

那么,什么是甲状腺结节呢? 甲状腺结节是指各种原因导致的甲状腺细胞在局部异常生长所引起的占位病变,并在甲状腺内出现一个或多个组织结构异常的团块。对于那些虽能触及,但在超声检查中未能证实的"结节",不能诊断为甲状腺结节。体检未能触及而偶然在影像学检查中发现的结节,则被称作"意外的甲状腺结节"。

那什么样的人更容易出现甲状腺结节呢? 生活中注意哪些方面可以更好地预防甲状腺结节呢? 以下总结了一些生活中容易导致甲状腺结节的原因。

性别因素

你可能会想,这甲状腺结节还挑男女吗? 是的,数据统计显示,女性出现甲状腺结节的概率是男性的 4 倍左右。为什么甲状腺结节更偏爱女性呢? 主要是与女性在月经、妊娠、哺乳期及内分泌的周期性变化中对甲状腺激素的需要量明显增加有关。雌激素可使垂体内的促甲状腺激素释放激素（thyrotropin-releasing hormone，TRH）受体增加，对下丘脑—垂体—甲状腺轴的调节产生影响，从而导致甲状腺结节的发生。

遗传因素

研究表明，甲状腺结节和遗传有一定的关系。也就是说，如果你的父母等亲属当中有人出现甲状腺结节，那么你出现甲状腺结节的概率就会比一般人要高。约有 7% 的甲状腺乳头状癌患者可能有家族遗传倾向，甲状腺髓样癌部分也有家族史，所以更要去关注这类人，预防甲状腺结节的发生。

自身免疫性疾病

甲状腺结节的发生也与自身免疫的紊乱相关。尤其是患有自身免疫性甲状腺炎（如慢性淋巴细胞性甲状腺炎，又称桥本甲状腺炎）的时候，甲状腺结节的发生率也比一般人群要明显增高。

炎症因素

研究发现，甲状腺结节和甲状腺癌患者的炎性指标高于正常范围。慢性炎症所引起的炎症因子可扩张甲状腺内的局部血管，增强管壁通透性，使得组织液渗出，进一步导致甲状腺局部形态学改变而形成结节，故炎症亦是甲状腺结节的诱发因素之一。

放射线接触

放射线的接触是导致甲状腺结节和甲状腺癌发生的危险因素之一。尤其是在儿童期，人所接受的放射线累计达到 10～1 000 rad，甲状腺癌的发生率即会明显增加。关于诊断性 X 线检查，如胸部 X 线检查、口腔 X 线检查、计算机断层扫描（computed tomography，CT）、心肌灌注显像、正电子发射断层显像

(positron emission tomography，PET)等检查的辐射对甲状腺造成的长期影响已受到人们的关注。研究也发现，儿童甲状腺接触放射线的剂量与癌症风险的增加有关，但其随年龄的增加而逐渐减小。

碘缺乏或摄入过多

因为碘是甲状腺激素合成的原材料，无论过多或者过少，最终都会影响甲状腺的代谢功能。时间久了，就有可能导致甲状腺结节。碘摄入过少会引起甲状腺肿大；但是，碘摄入过多也会导致甲状腺炎症和甲状腺结节的发生。所以，碘摄入过多或过少都不利于健康，在日常饮食中要注意碘的摄入量，适量补充最重要。

硒元素缺乏

众所周知，硒元素缺乏会造成克山病的发生。其实，硒元素的缺乏对全身都会造成一定的影响。硒元素与人体免疫力密切相关，当人体缺乏硒元素的时候，免疫力就会下降，从而非常容易发生肝脏及生殖系统的问题。因为人体没有储存硒元素的器官，所以硒元素需要从富含硒元素的食物（如各种鱼类和海鲜）中不断地获取。硒元素缺乏的人非常容易发生甲状腺结节，因此一定要在日常饮食生活中注意补充硒元素以预防甲状腺结节。

肥胖

肥胖也可能会造成甲状腺结节。随着人们生活水平的提高，如今越来越多的人存在肥胖的问题。肥胖不仅会影响人的美观，而且还会对全身健康造成一定的影响。长期的肥胖不仅会增加高血糖、高血压的发病率，还会产生一些内分泌紊乱的问题，容易引起甲状腺结节。而甲状腺结节的持续生长，很可能会压迫气管，从而阻塞气管，造成缺氧的发生。

年龄增加

随着年龄的增加，甲状腺结节的患病率也随之升高。年龄被视为甲状腺结节发病的独立危险因素。甲状腺结节还与甲状腺器官衰老改变有关。甲状腺器官的退化主要表现为甲状腺细胞纤维化变性、炎性细胞浸润、滤泡变小,以及结节的形成等。

熬夜

随着人们生活节奏的加快,许多人需要熬夜才能完成相应的工作。但是,经常熬夜很可能会导致人体激素分泌紊乱,从而产生甲状腺结节。甲状腺主要受到垂体和下丘脑分泌激素的调控,长期熬夜会使得下丘脑激素分泌紊乱,从而极易影响下丘脑—垂体—甲状腺轴的正常功能。因此,对于已经存在甲状腺结节的人,一定要注意养成并保持规律、科学的作息习惯,以延缓甲状腺结节的发展。

情绪变化

大家可以留意一下,你身边出现甲状腺结节的人是不是一般情绪都不佳。比如,会经常生气,遇到一点小事就会发脾气,看什么都不合自己心意;或者是经常焦虑,整天不是担心这个,就是担心那个,搞得自己特别紧张。其实,这些不良的情绪都会致使人体激素分泌紊乱,进而易引发甲状腺结节。所以,我们平常一定要保持愉悦的心情和乐观积极的良好心态。

社会压力

现代人的高压力生活容易引起内分泌的改变和紊乱。特别是女性,由于雌激素与甲状腺关系密切,激素的改变会刺激结节的形成。另外,长期的抑郁、高压力、紧张、劳累也都可能会引起甲状腺结节。

📋 **小知识**

怀疑甲状腺结节癌变的高危因素:
- 童年期头颈部放射线照射史或放射性尘埃接触史。

● 头颈部放射治疗史。

● 罹患甲状腺癌的家族史，包括多发性内分泌肿瘤 2 型（multiple endocrine neoplasia-2，MEN‐2）、家族性甲状腺髓样癌、家族性甲状腺非髓样癌及 Cowden 综合征。

● 结节生长迅速。

● 伴持续性声音嘶哑、发音困难，并可排除声带病变（炎症、息肉等）。

● 伴吞咽困难或呼吸困难。

● 结节形状不规则、与周围组织粘连固定。

● 伴颈部淋巴结病理性肿大。

·········· 专家 忠告 ··········

引起甲状腺结节或甲状腺癌的高危因素较多，大家需要养成良好的饮食、生活习惯，加强定期健康体检的意识。对发现可疑恶性结节者，应及时到甲状腺专科门诊去规范诊治。

（彭　友　罗定存）

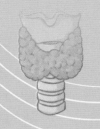

5 你知道甲状腺那"碘"事吗？

甲状腺疾病与碘的关系引起大家不少关注，甚至还会对此感到不安，那么甲状腺疾病究竟是否要少吃碘或禁碘？日常生活中大家到底是吃含碘盐好，还是吃无碘盐好？

碘缺乏

碘是人体必需的微量元素之一，是合成甲状腺激素的原料。而甲状腺激素又是人体重要的激素，具有促进生长发育、参与脑发育、调节新陈代谢等生理功能。当饮食中碘缺乏时，甲状腺激素合成不足，反馈并刺激垂体大量合成和分泌促甲状腺激素，促进甲状腺组织代偿性增生肿大，形成我们常说的地方性甲状腺肿。因为甲状腺位于颈前部，所以它表现为脖子肿大，又被形象地称为"大脖子病"。

成年人的碘缺乏还有可能造成甲减，出现乏力、疲劳、怕冷、嗜睡、体重增加。小儿严重的碘缺乏还会导致克汀病（又称"呆小病"）的发生，表现为身材矮小、智力低下等。另外，孕妇的碘缺乏还会导致流产、早产、死产、先天畸形等。

碘过量

既然碘对健康如此重要，那么是不是碘摄入越多越好呢？当然不是，碘的摄入量与甲状腺疾病的发生呈"U"形曲线的关系。碘摄入不足或过量均可引起甲状腺疾病的发病率升高。碘摄入过多,会造成高碘性甲状腺肿,还可引起甲亢或甲减、桥本甲状腺炎等疾病。

那么,每天应该摄入多少碘？中国营养学会建议:成人膳食碘的推荐营养摄入量(recommended nutrient intake,RNI)为 120 μg/天,可耐受最高摄入量(tolerable upper intake level,UL)为 600 μg/天。人体中的碘,80%以上来自食物,10%～20%来自饮水,0%～5%来自空气。20 世纪 90 年代初,我国人群普遍存在不同程度的碘缺乏。当时,约有 7.2 亿人生活在缺碘地区(如山区)。因此,我国于 1995 年开始在全国范围内推行加碘盐政策,以防治碘缺乏疾病。经多年实践和多次修订碘盐的加碘标准,我国已经取得了良好的防治效果。补碘最基本、最主要的方法是食用加碘食盐。对于一般人群,只要能够吃到合格的碘盐,就能够保证碘营养,不需要再吃任何含碘保健品或碘强化食品。

含碘丰富的食物

部分海产品含碘量较高。海带、紫菜含碘量最高,干海带能达到 36 240 μg/100 g,其次为鱼虾蟹贝类(如干虾米类 983 μg/100 g、赤贝 162 μg/100 g、花蟹 45.4 μg/100 g、带鱼 40.8 μg/100 g)。其他食品中,蛋类含碘量较高(如鹌鹑蛋 233 μg/100 g、鹅蛋 59.7 μg/100 g、鸡蛋 22.5 μg/100 g);肉类含碘量在 1.9～4.5 μg/100 g 之间;植物类含碘量最低,特别是水果和蔬菜。另外,十字花科植物中的萝卜、甘蓝和花菜含有 β-硫代葡萄糖苷等,可干扰甲状腺对碘的吸收与利用。对于不喜欢吃海产品的朋友,可以通过烹调时使用碘盐来补充碘。

碘的摄入量选择

甲亢患者合成并分泌过多的甲状腺激素,如果再给予高碘饮食,那么合成的甲状腺激素会进一步增多,因此需要限制碘的摄入。

而甲减患者则要根据其不同病因,分别处理。如果是甲状腺全切造成的甲减,需要补充外源性甲状腺激素,摄入碘的多少对病情没有明显影响。如果是甲状腺部分被破坏或切除,那么残存的甲状腺组织仍有摄碘功能,可以正常摄入碘,包括采用加碘盐。碘缺乏造成的甲减,补碘是有效的治疗手段。

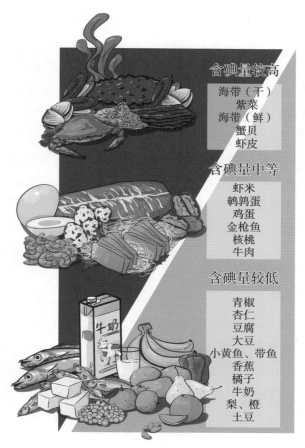

含碘量较高
海带（干）
紫菜
海带（鲜）
蟹贝
虾皮

含碘量中等
虾米
鹌鹑蛋
鸡蛋
金枪鱼
核桃
牛肉

含碘量较低
青椒
杏仁
豆腐
大豆
小黄鱼、带鱼
香蕉
橘子
牛奶
梨、橙
土豆

部分食物碘含量图谱

　　而在非高碘地区，亚临床甲减的患者有可能是碘过量导致的，这种情况就需要限制碘的摄入了。另外，过量摄入碘不仅会导致自身免疫性甲状腺炎发生率升高，而且还会导致甲状腺功能正常伴自身抗体阳性的患者进一步发展为甲状腺功能异常。因此，日常饮食应当限碘，若食用加碘食盐则要严格限制海带、紫菜、海苔等富含碘的食物摄入。为了明确是不是碘过量，可以进行血清碘或尿碘检测。摄入碘越多，血清碘和尿碘量就越高。

　　碘摄入量过多或不足，都能使甲状腺结节的患病率升高，所以碘的摄入量要适宜。如果是自主性高功能甲状腺结节导致了甲亢，要注意限制碘的摄入。

碘盐与甲状腺癌

近些年,甲状腺癌的发病率大幅上升,有人怀疑,这是不是跟普遍推行加碘盐有关? 其实,目前并没有发现加碘盐与甲状腺癌发病率升高之间的相关性。无论是否采取补碘措施,也无论碘的摄入量是增加、稳定或下降,世界各国的甲状腺癌发生率都呈现升高趋势。这可能与电离辐射、环境、生活方式、精神压力等多种因素有关。另一方面,群众就诊率和健康体检率的升高及诊断技术的进步,也提高了甲状腺癌的早期诊断率。所以,如果不是生活在高碘地区,不是合并上述需要限碘饮食的疾病,就可以放心吃碘盐。但是,当前为了兼顾高血压的防治,碘盐的摄入量建议每天也不宜超过5g。

小贴士

正常人体是需要适量碘的,碘的过多或过少都与甲状腺疾病相关,成人膳食碘的推荐营养摄入量为每天 120 μg,一般维持尿碘 $100 \sim 200\,\mu g/L$。除甲亢或[131]I治疗前需要严格忌碘外,一般其他甲状腺疾病对含碘食物无绝对的禁忌。

（吕亭亭 葛 声）

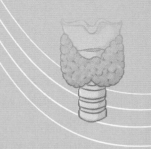

6 甲状腺疾病患者如何选择看病科室？

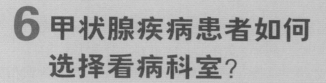

> 甲状腺疾病是最常见的内分泌系统疾病，涉及科室广泛，既有普通内科、普通外科，也有更细化的内分泌科、甲状腺外科、头颈外科，甚至还涉及核医学科、妇产科等。甲状腺疾病多种多样，患者初诊时，该如何准确地选择看病科室呢？

　　首先，我们可以对自己的颈部进行观察，并对甲状腺疾病做一个初步的辨别：如果颈部肿大增粗，同时有多食、易饥、烦躁、易怒、心慌、心悸、双手震颤、突眼等症状和体征；或者，自觉乏力、精神不济、虚胖，那么一般认为是甲状腺功能出现异常，可能为甲亢或甲减。这种情况下，一般先到内分泌科就诊，由内分泌科进行甲状腺功能检查，后续再进行适当的药物治疗。

　　其次，对于颈部有肿块突起的患者，或者自觉颈部压迫感、异物感、声音嘶哑等情况，这有可能是存在甲状腺肿物。常见的甲状腺肿物包括良性甲状腺肿瘤（甲状腺腺瘤、结节性甲状腺肿等）和恶性甲状腺肿瘤。这种情况建议先到甲状腺外科、头颈外科、普通外科、肿瘤外科等外科系统的甲状腺相关科室就诊。专科医生通过常规的超声检查，可以初步判断肿物的性质，必要时再加上穿刺活检可以进一步明确诊断。甲状腺外科的专科医生根据大量病例的经验积累，结合超声检查，一般可以判断患者是否需要手术，以及提出手术时机的建议。此时，外科医生的判断会比内分泌科医生更为直接。对于没有甲状腺外科或头颈外科的医疗单位，患者可以先到内分泌科就诊，进行初步检查判断，根据检查结果再转至普通外科或肿瘤外科进行治疗。

再次，对于既无症状且无体征，只是常规体检的就诊患者，同样建议先到甲状腺外科就诊。因为甲状腺肿瘤多数是没有症状的，在排除外科手术指征后，如果还存在甲状腺功能异常，既可以继续在甲状腺外科就诊，也可以转诊至内分泌科就诊。

而对于健康体检发现的甲状腺功能异常或存在甲状腺结节的患者，如果是单纯的甲状腺功能异常，一般建议到内分泌科就诊；如果彩超提示有甲状腺结节，那就建议到甲状腺外科就诊。

另外，对于孕期体检发现伴有甲状腺疾病的患者，还可以到妇产科相关的内分泌门诊或内分泌科就诊。

最后，核医学科一般是复诊患者的选择科室，同样发挥重要的补充作用。部分甲亢患者在药物治疗效果不佳时可以去核医学科进行同位素治疗；而有些甲状腺癌患者在术后则需要去核医学科进行[131]I核素治疗。

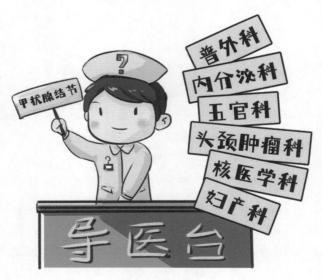

不同的甲状腺疾病需要看不同的科室

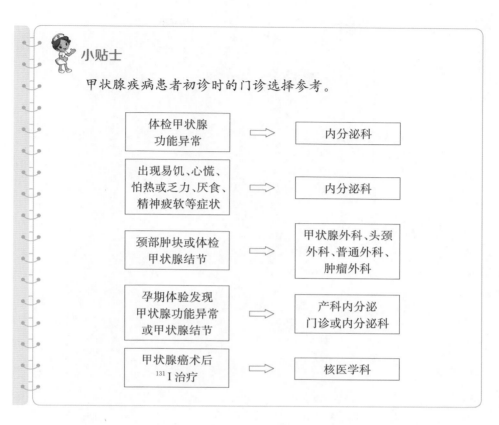

小贴士

甲状腺疾病患者初诊时的门诊选择参考。

体检甲状腺功能异常	⇒	内分泌科
出现易饥、心慌、怕热或乏力、厌食、精神疲软等症状	⇒	内分泌科
颈部肿块或体检甲状腺结节	⇒	甲状腺外科、头颈外科、普通外科、肿瘤外科
孕期体验发现甲状腺功能异常或甲状腺结节	⇒	产科内分泌门诊或内分泌科
甲状腺癌术后^{131}I治疗	⇒	核医学科

（林佳伟）

6

甲状腺疾病患者如何选择看病科室？

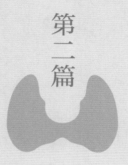

第二篇

甲状腺肿瘤的规范诊断

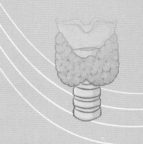

7 怎样合理选择甲状腺功能检验？

甲状腺功能检验包括甲状腺功能五项、甲状腺球蛋白和一些抗体检测，现已越来越受到人们的重视，怎样合理地选择和解读十分重要。

甲状腺是人体最大的内分泌腺，通过分泌甲状腺激素，发挥着重要的生理功能。甲状腺功能的调节不仅受下丘脑—垂体—甲状腺轴的调节，还受到甲状腺自身、神经及免疫的调节。临床上，甲状腺相关实验室指标的变化，对甲状腺疾病的诊断、治疗、指导用药、判断是否肿瘤复发及转移等，有着重要的参考价值。

甲状腺相关的实验室检查项目及意义

促甲状腺激素

促甲状腺激素（TSH）由垂体分泌，与下丘脑、甲状腺构成下丘脑—垂体—甲状腺轴。在此调节系统中，下丘脑释放的促甲状腺激素释放激素（TRH）通过垂体门脉系统，刺激垂体分泌 TSH，TSH 刺激甲状腺细胞的增生、甲状腺激素的合成与分泌；当血液中游离的三碘甲状腺原氨酸（T_3）和四碘甲状腺原氨酸（T_4）达到一定水平后又产生负反馈，抑制 TSH 和 TRH 的分泌，从而调控血液中甲状腺激素（thyroid hormone，TH）的水平，如此形成 TRH - TSH - TH 分泌的反馈调控环路。

促甲状腺激素受体抗体

促甲状腺激素受体抗体（thyrotropin receptor antibody，TRAb）包括促甲状腺激素受体刺激性抗体（thyrotropin receptor-stimulating antibody，TSAb）和促甲状腺激素刺激阻断性抗体（thyrotropin stimulation blocking antibody，TSBAb）。TSAb 与 TSH 受体结合，激活腺苷酸环化酶信号系统，导致甲状腺细胞增生，从而使得甲状腺激素合成、分泌增加；TSBAb 与 TSH 受体结合，产生抑制效应，甲状腺细胞萎缩，甲状腺激素产生减少。TRAb 是 Graves 病（又称毒性弥漫性甲状腺肿，是最常见的甲亢类型）的重要诊断指标，并且初发患者的 TRAb 阳性率通常在 80% 左右。

总甲状腺素与游离甲状腺素

T_4 是含有四碘的甲状腺原氨酸。甲状腺素以与蛋白质结合的结合型甲状腺素（T_4）和游离的游离型甲状腺素（FT_4）的形式存在。T_4 与 FT_4 之和为总甲状腺素（TT_4）。T_4 不能进入外周组织，只有转变为 FT_4 后才能进入组织细胞，发挥其促进生长发育、调节新陈代谢、影响系统器官功能的生理作用。

总三碘甲状腺原氨酸与游离三碘甲状腺原氨酸

T_4 在肝脏和肾脏中经过脱碘后转变为三碘甲状腺原氨酸（T_3），包括与蛋白质结合的结合型 T_3（T_3）和没有与蛋白质结合的游离型 T_3（free triiodothyronine，FT_3）。T_3 与 FT_3 之和为总三碘甲状腺原氨酸（total triiodothyronine，TT_3）。

甲状腺球蛋白与甲状腺球蛋白抗体

甲状腺球蛋白（thyroglobulin，Tg）是在甲状腺滤泡细胞内合成并存储于囊泡中的一种糖蛋白，以出胞的方式释放到滤泡腔，成为胶质基本成分。甲状腺激素主要与 Tg 结合，而甲状腺球蛋白抗体（thyroglobulin antibody，TgAb）主要是免疫球蛋白 G（immunoglobulin G，IgG）。

甲状腺过氧化物酶抗体

甲状腺过氧化物酶（thyroid peroxidase，TPO）由甲状腺滤泡细胞合成，是催化甲状腺激素合成的重要酶。甲状腺过氧化物酶抗体（thyroid peroxidase antibody，TPOAb)的出现通常早于甲状腺功能紊乱，参与桥本甲状腺炎和萎缩性甲状腺炎发病中的组织破坏过程，可引起临床甲减症状。

降钙素

降钙素(calcitonin)是由甲状腺滤泡旁细胞(C细胞)分泌的多肽激素，主要作用是降低血钙和血磷，主要靶器官是骨骼，对肾脏也有一定的作用。降钙素是诊断甲状腺髓样癌的标志物之一。

癌胚抗原

癌胚抗原(carcinoembryonic antigen，CEA)是一种富含多糖的蛋白复合物，可在多种肿瘤中表达。在甲状腺疾病中，主要用于辅助甲状腺髓样癌的诊断、判断预后、监测疗效和肿瘤复发转移。

甲状腺功能检查项目的合理选择及结果初步判读

甲状腺疾病相关实验室检查项目多，可根据甲状腺疾病是否初诊、有无手术史、是否恶性等情况做出合理的选择。

对于初次因甲状腺问题而来就医的患者，应当尽可能全面地了解甲状腺功能，检查指标包括 TSH、TT_4、FT_4、TT_3、FT_3、TRAb、TPOAb、TgAb、降钙素。

初步判读：出现 TSH 降低，TT_4、FT_4、TT_3、FT_3、TRAb 升高，则考虑原发性甲亢；TSH 升高，TT_4、FT_4、TT_3、FT_3 降低，则表示出现甲减；TSH、TT_4、FT_4、TT_3、FT_3 正常或异常，TPOAb、TgAb 升高，则考虑为桥本甲状腺炎等。如出现降钙素明显升高，则考虑为甲状腺髓样癌的可能。

对于出现甲减或甲状腺手术后需要调整药量的患者，复查 TSH、FT_4、FT_3 就可以满足需要。

初步判读：甲减或良性甲状腺术后，TSH 升高，FT_4、FT_3 降低，则表示甲状腺功能不足，需增加药量；反之亦然。

对于甲状腺癌手术后的患者，则根据甲状腺癌术后复发风险分层，对 TSH 值进行调整，直至达到目标值范围。

对于分化型甲状腺癌(differentiated thyroid carcinoma，DTC；甲状腺乳头状癌和甲状腺滤泡状癌)，术后的定期随访需要复查 TSH、TT_4、FT_4、TT_3、

FT_3、Tg、$TgAb$。如出现 Tg 升高,则需注意是否复发。但应注意,Tg 应该与 $TgAb$ 同时检测。如果 $TgAb$ 升高,则不能通过 Tg 判断分化型甲状腺癌术后有无复发。如果分化型甲状腺癌细胞的分化程度低,不能合成和分泌 Tg 或产生有缺陷的 Tg,也不能通过检测 Tg 进行随访。

对于甲状腺髓样癌,除了检查 TSH、TT_4、FT_4、TT_3、FT_3 之外,还需要加上降钙素、CEA 的检验项目。若出现降钙素、CEA 升高,则可能出现肿瘤复发或转移。

临床上甲状腺疾病多样,各种指标反映情况不同,表示的疾病变化也不同。如果检查结果简单,可以自己初步做出判断;如果多种指标异常,则需要医生根据病史、症状、体征及各种辅助检查,做出精确判读。

 小知识

甲状腺功能指标的参考值解读:

甲状腺功能指标	参考值/单位	变化意义
三碘甲状腺原氨酸(T_3)	$1.3\sim3.1\,\text{nmol/L}$	升高:可能甲亢 降低:可能甲减
甲状腺素(T_4)	$66\sim181\,\text{nmol/L}$	升高:可能甲亢、甲状腺炎 降低:可能甲减、下丘脑—垂体病变
游离 T_3(FT_3)	$3.1\sim6.8\,\text{pmol/L}$	升高:可能甲亢 降低:可能甲减
游离 T_4(FT_4)	$12\sim22\,\text{pmol/L}$	升高:可能甲状腺毒症、甲状腺炎 降低:可能甲减
促甲状腺激素(TSH)	$0.27\sim4.2\,\text{mU/L}$	升高:可能甲减、桥本甲状腺炎 降低:可能甲亢
甲状腺过氧化物酶抗体（TPOAb）	$0\sim34\,\text{kU/L}$	升高:可能甲亢、桥本甲状腺炎
甲状腺球蛋白抗体（TgAb）	$0\sim115\,\text{kU/L}$	升高:可能甲亢、桥本甲状腺炎
促甲状腺激素受体抗体（TRAb）	$0\sim1.75\,\text{U/L}$	升高:可能毒性弥漫性甲状腺肿伴甲亢

（郭顺利）

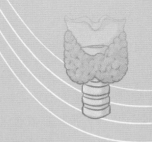

8 如何读懂甲状腺超声检查报告？

随着甲状腺疾病发病率明显增加，越来越多的人会去医院进行甲状腺的超声检查。那么，应该怎么看一份甲状腺超声报告呢？

下面是一份完整的甲状腺超声报告，一般分为三个部分。

甲状腺（单位 mm）：	左右径	前后径	上下径	
右侧叶	21	18	57	⎫
左侧叶	20	14	54	⎬ 第一部分
峡 部		4.4		⎭

甲状腺内部回声分布欠均匀，呈结节状分布，CDFI 示：内部血流稍丰富。右叶甲状腺中部背侧见一低回声实性肿块，大小：上下径 15.1 mm，前后径 14.8 mm，左右径 13.5 mm，边缘欠清晰，未见明显包膜回声，内可见数个点状强回声，CDFI 示肿块内部血流不丰富，可见一支动脉血流穿入，RI：0.51。第二部分
双侧颈部未见明显形态饱满的淋巴结。
双侧甲状旁腺区域探查：未见明显肿块。

影像学诊断：
(1) 右侧甲状腺实质性肿瘤伴钙化，考虑 Ca 可能（TIRADS - 4B）；第三部分
(2) 甲状腺弥漫性病变，符合桥本甲状腺炎表现。

CDFI：彩色多普勒血流成像（俗称"彩超"）；RI：阻力指数；Ca：癌症。

第一部分是测量甲状腺的大小。正常甲状腺类似蝴蝶状,左右叶大小:左右径 15~20 mm,前后径 10~20 mm,上下径 35~50 mm,连接左右叶的峡部,骑跨覆盖在气管上,厚 4~6 mm。据此,可初步判断甲状腺是增大,还是萎缩。

第二部分是对甲状腺及结节的描述。正常甲状腺超声表现为内部回声均匀、细密。回声不均匀提示可能存在甲状腺炎症,包括桥本甲状腺炎、甲亢等。

甲状腺结节的超声表现包括以下几个部分。

- 边缘:光整,不规则,模糊,甲状腺外侵犯。
- 结构:囊性,海绵状,囊实性,实性。
- 回声:无回声,高回声,等回声,低回声。
- 钙化:粗大钙化,微小钙化。
- 纵横比:是否>1。
- 血流:多,少。

良性结节大多数表现为形态规则,边缘清楚,纵横比<1;如果是无回声、囊性或者海绵状的结节,那就更加能确定是良性的结节。如果有以下的描述,则可能是恶性的,即边界不清,形态不规则、模糊,甚至有甲状腺外侵犯,存在沙砾样微小钙化,纵横比>1。大多数专家根据中国甲状腺影像报告和数据系统(Chinese thyroid imaging reporting and data system,C - TIRADS),进行甲状腺结节的恶性风险等级分级。

第三部分是超声结论。目前比较常用的分类标准是 C - TIRADS 分级,4A 以上怀疑甲状腺癌可能。

当然,也有医生不使用这个分类,那么怎么判断呢? 常见的有以下几种描述:首先,良性可能大,建议随访。这种情况对应的是 2~3 类,观察就可以了,半年到一年复查一次。其次,恶性可能性存在,建议穿刺或密切随访。这种情况对应 4A~4B。最后,恶性可能大或者癌可能。一般对应 4B~5 类,需要穿刺或直接手术治疗。另外,有无淋巴结转移、弹性评分和超声造影,也有助于结节的性质判定。

最后,我们用一张图来显示甲状腺结节的超声特征和恶性风险高低的关系。当然,超声科医生判断甲状腺良、恶性,是根据各种超声特征综合衡量的,不能单以一两个特征来判断结节的性质。

恶性风险（低——高）

TIRADS	1	2	3	4A	4B	4C	5	6
边缘		光整						
			不规则,模糊					
						甲状腺外侵犯		
结构	囊性							
	海绵状							
		囊实性						
			实性					
回声	无回声							
		高回声,等回声						
			低回声					
钙化		粗大钙化						
			微小钙化					
弹性		质软						
		质中						
			质硬					
纵横比				纵横比＞1				
血流	血流一般不作为判断良、恶性的指标							

专家 忠告

　　当超声描述提示甲状腺结节为低回声、形态欠规则、边界欠清、纵横比＞1、弹性评分3或4等不良特征，TIRADS评分为4A以上时，需要及时去甲状腺外科门诊就诊。

（夏晓天　郭明高）

　　很多人体检时发现有甲状腺结节,尤其看到甲状腺结节有钙化就会非常紧张,怀疑自己的结节是癌变,但甲状腺结节有钙化就一定是癌吗?钙化到底是什么? 报告中的微小钙化和粗大钙化有什么不同? 钙化和癌之间到底又有怎样的关系呢? 接下来就和大家谈谈这扑朔迷离的"钙化"问题。

甲状腺结节钙化

　　甲状腺结节钙化是指甲状腺结节中各种原因所引起的钙质沉积,由于其反射界面声阻抗较大,在超声图像上表现为各种不同形态的强回声,且后方伴或不伴声影。

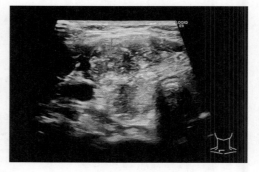

甲状腺结节伴钙化
(箭头所指为甲状腺结节钙化)

　　甲状腺结节钙化的形成机制如今尚无统一定论。当前的主流观点认为,良性结节的钙化可能是因为结节在增生过程中,出现纤维组织增生,影响甲状腺滤泡的血运,造成甲状腺出血坏死,血肿吸收后,结节囊性变,形成结节壁钙化和纤维隔带钙化。

　　甲状腺恶性结节钙化的原因,可能是癌细胞生长较快,使得组织过度增生,从而导致钙盐沉积而发生钙化；也可能因为肿瘤本身所分泌的一些致钙化物质（如糖蛋白和黏多糖等）促进了钙质沉积。

一般良性甲状腺结节约有 25% 的可能性出现钙化，而甲状腺癌则有 50%～60% 会出现钙化。

超声报告上钙化的大小与形态区别

根据超声声像图中钙化的大小，可以将钙化大致分为微小钙化、粗大钙化及边缘钙化。微小钙化是指直径≤2 mm，呈沙砾样、点状的钙化；粗大钙化是指直径＞2 mm，呈弧形、斑点状、斑片状或团状的钙化，且后方通常伴有声影；边缘钙化则是指结节边缘部分的钙化，成弧形或蛋壳样。

大部分学者认为微小钙化高度提示恶性，而粗大钙化及边缘钙化则更倾向于良性。但也有研究认为，恶性结节中癌组织局部出血或缺血坏死后机化，亦可形成粗大钙化，且多表现为不规则粗大钙化或与微小钙化共存。

甲状腺结节钙化与癌

甲状腺结节有钙化不一定是癌。良性结节中也可以出现钙化，一般为弧形、团状、边缘钙化或粗大钙化。虽然微小钙化被认为与甲状腺乳头状癌相关，但仅仅凭这一征象并不能确定是否为癌。这还需要结合结节的形态、边界、回声、血流等其他超声声像图特征来综合判断，必要时也可通过超声引导下细针穿刺细胞学检查来确定结节的性质。

超声报告中的"强回声"与钙化

"强回声"是超声影像的术语，超声影像根据回声的强弱可分为低、等、高、强回声。强回声是指超声声束遇到结构比较致密的组织时，声阻抗差异增大，导致局部回声增强。例如，骨骼、结石、钙化等都可出现强回声。但是，并非所有强回声都是钙化，其他较为常见的强回声如下。

甲状腺囊性胶质潴留性结节中的胶质聚集

囊性结节就像充满液体的水泡，其中有一些浓缩的胶质，在超声声像图上就会表现为类似"钙化"的强回声,但这并不是钙化。这种囊性结节伴有强回声99%是良性的,常见于青春期甲状腺激素合成旺盛的人。

食管憩室中的气体

食管憩室是指食管壁局部向外突出,形成的一种有盲端的囊袋状结构。食管中的气体可进入憩室内,在声像图中也表现为强回声。因为食管憩室位于甲状腺后内侧,所以声像图可表现为甲状腺背侧的低回声伴有团状或条状的强回声。虽然食管憩室中的气体有时会被误诊为甲状腺结节伴钙化,但这种强回声可随着吞咽动作而发生形态改变。超声检查时,可通过让患者做吞咽动作来观察强回声的形态变化,以助鉴别。

术后线结反应

线结反应是指手术后伤口缝合线所引起的异物排斥反应。它使得局部切口会出现红、肿、热、痛,甚至化脓,并且可有伤口破溃、流脓等表现,在声像图中也可表现为不均质回声中出现强回声。此时,应与甲状腺癌手术后复发的肿瘤内钙化相鉴别。

总之,若发现甲状腺结节中有钙化不必惊慌,应尽早至正规医院进行超声评估。必要时,也可通过超声引导下细针穿刺细胞学检查,确定结节性质。若是良性结节,且结节较小,则只需半年或一年定期复查随访,静观其变;若是恶性结节,或者结节体积较大造成压迫,则应适时进行手术治疗。

超声检查是甲状腺疾病首选的影像学检查方法,对甲状腺结节诊断的敏感性和特异性都很高,专业且有经验的超声医生定能帮您解除心中的疑惑。

小贴士

当超声报告提示甲状腺结节钙化时,并不一定说明结节就是恶性的。一方面,需要看看钙化是微小钙化还是粗大钙化,而粗大钙化者良性居多;另一方面,还要结合结节的其他超声表现,如结节的形态是否光滑、边界是否清晰、回声是强还是弱、纵横比是否>1,以及弹性评分、造影、淋巴结等情况,进行综合判断。

(章祎淳 王 燕)

10 超声造影在甲状腺结节诊断中有什么作用?

甲状腺结节的检出率越来越高,很多人担心会不会是癌症? 这需要对甲状腺结节的恶性度进行评估,如果在甲状腺常规超声检查后发现甲状腺结节的甲状腺影像报告和数据系统(TIRADS)分级较高,医生可能会建议进行甲状腺超声造影检查。下面我们来了解一下这种无创、无电离辐射、安全且诊断准确性较高的甲状腺超声造影技术。

🦋 超声造影

超声造影是一种新型的超声影像学技术,被誉为无创性微循环血管造影。它是在常规超声检查的基础上,通过向周围静脉注射超声造影剂来增强人体的血流信号,可以实时动态地观察组织的微血管灌注信息,以提高病变的检出率,并能对病变的良、恶性进行鉴别。它能提供比普通二维超声和彩色多普勒超声更丰富、更明确的诊断信息。

🦋 超声造影的安全性

超声造影检查是一种相对安全、有效、无创的检查方法。目前,临床广泛应用的超声造影剂为内含惰性气体的微小气泡,大小与血液中的红细胞相仿,粒径通常为 $2\sim5\,\mu m$,其组成成分无毒,能够溶解于血液中,且不干扰人体血液流动，既不会在血液中融合形成大气泡，也无发生气体栓塞的危险。这种微小气泡能够轻轻松松通过人体内最微小的毛细血管，并随着呼吸排出。经大量实验研究及临床应用证实，超声造影剂是相对安全的，而且超声检查过程无辐射，不用担心放射线对人体的伤害。

甲状腺结节的超声造影显像

正常甲状腺组织在注入超声造影剂后，表现为快速均匀增强。甲状腺结节形成后，正常的血管结构和微血管灌注状态发生改变，出现异于正常甲状腺组织的增强表现。甲状腺结节内部增强模式主要可以分为四大类：均匀增强、不均匀增强、环状增强及无增强。以环状增强为甲状腺良性病变的诊断标准，其敏感性为83%，特异性为94%。甲状腺恶性结节最常见的增强模式为不均匀增强，以不均匀增强表现诊断恶性结节的敏感性为88%，特异性为92%。

甲状腺超声造影的临床应用

甲状腺结节良、恶性的鉴别诊断

总体上，甲状腺良、恶性结节的增强模式存在差别。研究表明，大部分甲状腺恶性结节呈缓慢不均匀低增强，而良性结节呈快速均匀整体高增强、等增强或周边环状增强等。

颈部肿大淋巴结的性质判断

研究表明，与术前超声造影中的良性淋巴结相比，甲状腺乳头状癌患者的转移性淋巴结更常出现向心性或不同步灌注、高强化、不均匀强化、灌注缺损及边缘环形强化等表现。因此，淋巴结的超声造影表现可以为判断是否存在淋巴结转移提供有价值的依据。

甲状腺结节消融治疗的术前及术后评估

在甲状腺结节射频消融术前，通过超声造影，评估结节的良、恶性，根据其囊实性、实性部分是否有血流等方面,指导消融策略;消融治疗后,根据原结节区域有无增强区域,以及区域的灌注情况来评估消融治疗的效果。

总之,发现甲状腺结节后不要慌,谨遵医嘱,并运用恰当的影像学方法来评估甲状腺结节的良、恶性,可以为后续治疗方法的制订提供重要的参考依据。

 小知识

超声造影的原理是通过造影剂来增强血液的背向散射,清楚显示血流,从而达到对某些疾病进行鉴别诊断的目的。超声造影技术可明显提高超声诊断的分辨率、敏感性和特异性。

（应　涛　周译旋）

11 超声如何判断甲状腺癌颈部淋巴结转移？

　　虽然甲状腺癌的恶性程度较其他恶性肿瘤低，但一旦诊断为甲状腺癌，大家最关心的还是肿瘤转移问题。尤其是甲状腺癌手术后定期随访的患者，即使在脖子上摸到一个"小疙瘩"也会胆战心惊，担心是否出现了淋巴结转移。超声检查是判断颈部淋巴结转移最简单且最快速有效的方法。那么，超声又是如何判断甲状腺癌有没有发生淋巴结转移的呢？

甲状腺癌转移的常见部位

　　颈部是大部分甲状腺癌转移的常见部位，其中以甲状腺乳头状癌发生颈部淋巴结转移较为常见。转移一般发生在同侧，沿着淋巴结引流路径逐站转移，也可发生跳跃转移。颈部淋巴结大致分为Ⅰ～Ⅵ区。当发生转移时，首先转移至甲状腺和气管旁淋巴结（Ⅵ区），这也是颈部淋巴结转移最常见的部位；然后，引流至颈部静脉链淋巴结（Ⅱ、Ⅲ、Ⅳ区）和颈后区淋巴结（Ⅴ区）。颈部淋巴结转移一般以多区转移为主，也有发生单区转移者。其他几种少见类型的甲状腺癌还会发生远处转移，如肺部、肝脏、骨骼等。而甲状腺癌的病理类型需要通过超声引导下的穿刺活检来确定，必要时加做基因检测，以了解特定基因有无突变，从而预测甲状腺癌淋巴结或远处转移的风险，为制订后续治疗方案提供重要参考依据。

超声检查与甲状腺癌淋巴结转移

超声,俗称"B超",是目前医生用于评估甲状腺和颈部淋巴结病变最常用的检查手段。超声检查方便、快捷、无电离辐射、禁忌证少,对于颈部侧区转移性淋巴结具有较高的敏感性。经验丰富的医生能够通过常规二维超声检查,观察淋巴结的形态、大小、结构、内部回声及血流情况,来综合判断淋巴结是否"有问题"。当二维超声不能确定时,医生也可借助超声造影检查来获得更多的诊断信息。超声造影是通过向静脉注射超声微泡造影剂,让颈部淋巴结增强显示。转移性的淋巴结通常会出现快速、向心性的高增强等表现,而这种与正常淋巴结不同的增强特征能帮助医生更容易地区分淋巴结的良、恶性。当超声造影检查也无法确定淋巴结的性质时,可以在超声引导下进行穿刺活检,即从淋巴结内抽取一些细胞或组织进行病理检测,以此来进一步确定。

快速看懂超声报告

当报告中出现以下字眼时(包括但不限于),便需要尽快就诊。

* 淋巴结纵横比改变。
* 淋巴结皮髓质结构不清楚。
* 淋巴门结构改变。
* 淋巴结内见钙化灶或者囊性变区域。
* 淋巴结内出现回声增强区。
* 淋巴结内可见不均匀增强区域。

因此,无论是确诊甲状腺癌的患者,还是甲状腺癌手术后需要定期复查、随访的患者,颈部淋巴结超声检查都可以帮助快速排查"隐患",分辨颈部淋巴结的良、恶性,随时为健康保驾护航,为后续治疗方案的制订提供重要参考依据。

小知识

　　最常见的甲状腺乳头状癌和少见的甲状腺髓样癌，都容易发生颈部淋巴结转移。这不仅是患者担心的问题，也是手术医生关注的重点，因为这涉及手术方式、手术范围，以及手术的根治问题。甲状腺癌发生颈部淋巴结转移并不一定就是到了肿瘤晚期，有时肿瘤较早期也可发生颈部淋巴结广泛转移，即"小肿瘤，大转移"。因此，精准诊断转移淋巴结的数目和范围，对通过手术彻底清扫肿瘤有很大意义。

（应　涛　高　维）

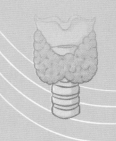

12 何为甲状腺结节诊断的金标准？

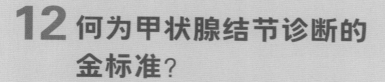

甲状腺结节的诊断首选 B 超检查。目前，高频彩色多普勒超声检查能辨别出大多数甲状腺结节的良、恶性，但仍有部分甲状腺结节通过超声检查，依旧无法明确性质。那么，何为甲状腺结节诊断的金标准呢？

病理诊断被誉为医学诊断的金标准。病理诊断是以诊断为目的，以从患者体内获取的器官、组织、细胞或体液为对象的诊断方法，包括尸体剖检、外科病理学和细胞学、超微病理学、分子病理学、特殊染色、免疫组织化学染色等。

病理学发展简史

病理学的发展与自然科学关系密切。18 世纪中叶，意大利解剖学家 Morgagni 根据积累的尸检材料创立了器官病理学，它标志着病理形态的开端。19 世纪中叶，德国病理学家 Virchow 利用显微镜首创了细胞病理学。1838 年，Miiller 首次描述了肿瘤组织的形态变化。1847 年，Pouehet 用阴道细胞涂片观察到月经周期的细胞学改变。1860 年，Beale 从咽喉癌患者痰液中发现了癌细胞。

1928 年，Papanicolaou 创建了阴道细胞涂片巴氏染色法，使细胞病理学成为了一门学科。1961 年，L. G. Koss 出版了《KOSS 诊断细胞学及其组织病理学基础》，标志着细胞病理学成为病理学的一个重要分支。1974 年，J. Zajcek 开创了针吸细胞学。20 世纪，电子显微镜的出现使得超微病理学得以发展；免疫组织化学促进了免疫病理学的形成；而分子生物学又带动了分子病理学的兴起。计算机和网络的兴起及运用,使病理学走向了信息病理学时代。

常用的甲状腺病理诊断方法

常用的甲状腺病理诊断方法根据诊断时机主要分为三大类,即手术前、手术中和手术后。

手术前:甲状腺细针穿刺细胞学检查和甲状腺粗针穿刺组织学检查

甲状腺细针穿刺细胞学检查(fine-needle aspiration cytology,FNAC)经济、实用、操作性强,被欧美、日本等国家常规应用于甲状腺结节的术前诊断,可有效避免对良性结节进行诊断性手术。尽管甲状腺粗针穿刺组织学检查的应用不如细针穿刺细胞学检查广泛,但在诊断甲状腺淋巴瘤、转移癌等方面具有优势。由于不同肿瘤的判定标准不同,这两种方法在诊断滤泡性肿瘤与嗜酸细胞肿瘤方面,均作用有限。

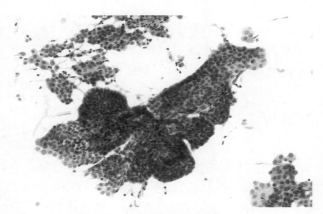

甲状腺细针穿刺细胞学检查涂片
(苏木精-伊红染色,又称 HE 染色;甲状腺乳头状癌,形似飞翔的蜜蜂)

手术中:快速活体组织病理学检查

这是临床医师在实施手术过程中,就与手术方案有关的疾病诊断问题,请求病理医师快速进行紧急会诊的一种方法。这是一种高技术、高难度、高风险的项目,也是临床病理实践中最重要、最困难的一项工作。

术中快速冷冻切片诊断建议用于淋巴结转移、手术切缘、甲状旁腺的判定。术中快速冷冻病理学检查在诊断与鉴别诊断滤泡性肿瘤方面作用有限。手术标本细胞印片的细胞学检查有助于判定甲状腺乳头状癌细胞核（细胞核大小、核膜不规则、毛玻璃核）和髓样癌细胞核（胡椒盐核）特点，在甲状腺乳头状癌、髓样癌、滤泡性肿瘤的鉴别诊断中具有重要意义。

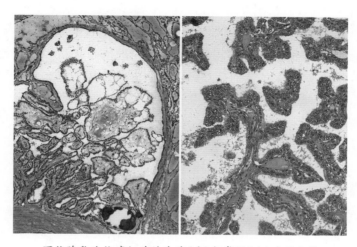

甲状腺乳头状癌细胞的冷冻（左）与常规（右）病理比较

手术后：常规病理报告

患者手术完成后，对其体内取下的组织进行固定、取材、脱水、包埋、切片等操作，根据疾病情况，通过 HE 染色、特殊染色、免疫组织化学、荧光原位杂交、分子检测等技术，对疾病进行确诊。其中，常规病理是最准确的诊断，无论术前诊断、细针穿刺诊断及冷冻病理诊断如何，都需要以手术后的常规病理报告为准。术后病理诊断可以判断肿瘤的类型、大小、转移情况，以及影响肿瘤预后的因素。但是，多数常规病理报告的诊断，仍需以免疫组织化学、分子检测等作为辅助，从而进一步明确诊断。

免疫组织化学检测

免疫组织化学（immunohistochemistry）是指带显色剂标记的特异性抗体，在组织细胞原位，通过抗原抗体反应和组织化学的呈色反应，对相应抗原进行定性、定位、定量测定的一项成熟技术。在甲状腺病理的应用中，主要用于辅助肿瘤来源、病变性质、分类的判定。例如，甲状腺乳头状癌特异性表达甲状腺转录因子-1（thyroid transcription factor-1，TTF-1）、甲状腺球蛋白（Tg），而甲状腺髓样癌特异性表达神经内分泌标记物及降钙素。因此，明确的病理诊断是术后精准治疗的基石。

分子病理学检测

分子病理学是通过检验器官、组织和体液中的分子，对疾病进行研究和诊断的一种方法学。常用的检测方法包括聚合酶链式反应（polymerase chain reaction，PCR）法、实时荧光定量 PCR 法、Sanger 测序法、二代测序（next generation sequencing，NGS）法等，并且不同方法根据不同的检测需求，而各有所长。

分子检测在甲状腺结节的良、恶性鉴别方面，发挥着越来越重要的作用。《中国临床肿瘤学会（CSCO）分化型甲状腺癌诊疗指南 2021》推荐对甲状腺细针穿刺细胞学分类为 Bethesda Ⅲ级、Ⅳ级，而不能明确诊断的结节，进行分子检测（2A 类）。检测会包括某些特定的基因变异（如 $BRAF^{V600E}$、RET/PTC、RAS、$PAX8/PPAR\gamma$ 等），并将其检测结果结合细胞学特征等，进行综合判读。

对肿瘤分子生物学的深入理解和驱动基因的发现，引领了甲状腺癌精准治疗的飞速发展。《2022 年 WHO 甲状腺肿瘤分类》强调，驱动基因是甲状腺乳头状癌发生发展的根本驱动因素；$BRAF$、$TERT$、RET 等基因突变的发现为指导晚期甲状腺乳头状癌、高级别甲状腺滤泡上皮起源的癌、甲状腺未分化癌的辅助诊断、预后判断及高效精准治疗提供了依据。因此，《中国临床肿瘤学会（CSCO）分化型甲状腺癌诊疗指南 2021》也将分子检测写入病理诊断的Ⅱ级推荐，推荐对存在不能切除的复发性或持续性病变及发生转移的患者，进行常规的基因组检测，通过发现 $BRAF$、RET 等具有治疗指导意义的基因异常来指导靶向治疗。精准治疗的前提是精准诊断。对于晚期肿瘤患者，分子检测有助于精准识别靶向药物治疗能获益的人群。

> **注意事项** 目前，甲状腺结节良、恶性诊断最有效的方法，是超声检查及超声引导下细针穿刺细胞学检查，并且同时联合基因检测。但对于甲状腺滤泡性肿瘤，细针穿刺细胞学检查的效果不佳，仍需要诊断性手术切除后的石蜡病理确诊。

（刘志艳）

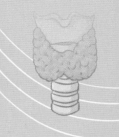

13 甲状腺核素扫描现在还有用吗?

甲状腺核素扫描检查曾是判断甲状腺良、恶性的一个重要方法,现在已较为少用,但有时还在临床上发挥着重要作用。那么,目前临床上甲状腺核素扫描还有哪些应用呢?

甲状腺核素扫描

甲状腺核素扫描是将带有放射线的核素引入到人体内,使核素被吸收到甲状腺组织内,并在甲状腺内发出射线。此时,在体外用核医学显像装置,探测放射线在甲状腺内的分布情况,便可以得到甲状腺的影像,从而了解甲状腺的位置、形态、大小及各部位功能状态的详细信息。

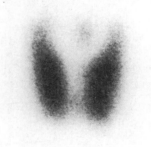

正常甲状腺 $^{99m}TcO_4^-$ 显像

甲状腺核素扫描的分类

甲状腺核素扫描的种类有很多,主要根据引入甲状腺的不同放射性核素类型来进行分类。

甲状腺^{131}I 显像

^{131}I 是最早的甲状腺显像剂。正常的甲状腺组织具有高度选择性摄取和浓聚碘的功能，^{131}I 和正常碘一样能被甲状腺组织摄取并参与激素的合成。由于^{131}I 释放出的 γ 射线能量较大，扫描的图像清晰度下降，同时还会释放出 β 射线，所以甲状腺^{131}I 显像目前主要用于异位甲状腺诊断及甲状腺癌转移灶的寻找。

甲状腺^{99m}TcO$_4^-$ 显像

锝（Tc）和碘属于同族元素，且^{99m}TcO$_4^-$ 也能被甲状腺组织摄取和浓聚。^{99m}TcO$_4^-$ 发出的 γ 射线较为温和，比^{131}I 射线能量低，而且没有 β 射线，相对安全，扫描图像较为清晰，物理半衰期短（仅 6 小时），是目前临床上甲状腺核素扫描检查用得最多的放射性核素。^{99m}TcO$_4^-$ 不能进一步发生有机化，不能参与甲状腺激素的合成，仅反映甲状腺组织的摄取功能。通常狭义上的甲状腺核素扫描，就是甲状腺^{99m}TcO$_4^-$ 显像。

甲状腺^{99m}Tc - MIBI 显像

甲状腺^{99m}Tc - MIBI 显像也被称为甲状腺亲肿瘤显像。甲状腺^{99m}TcO$_4^-$ 显像若发现功能减低的"冷结节"，便可鉴别结节的良、恶性。甲状腺^{99m}TcO$_4^-$ 显像联合甲状腺亲肿瘤显像，曾经一度在甲状腺结节的检查中非常"流行"，但近年来已经逐步被更方便、快捷、准确的超声和细针穿刺所替代。

甲状腺^{99m}Tc - MIBI 显像还被称为甲状旁腺显像，因为^{99m}Tc - MIBI 能同时被甲状腺和甲状旁腺所摄取，但在甲状腺内比在甲状旁腺内消退要快。因此，目前它也主要用于甲状旁腺腺瘤和异位甲状旁腺的诊断。

其他甲状腺核素显像

另外，在甲状腺显像中使用较少的核素还包括^{123}I、^{124}I。它们与^{131}I 较接近，原子量较小，^{123}I 或^{124}I 的显像原理与^{131}I 和^{99m}TcO$_4^-$ 的相同，可以显示甲状腺的结构轮廓、功能状况及结节情况。由于^{123}I 和^{124}I 的生产成本较高，当前国内应用较少。

甲状腺核素扫描的临床应用

在甲亢中的应用

患 Graves 病的甲亢患者的甲状腺显像,通常表现为甲状腺体积增大、放射性摄取弥漫性增高、周围组织本底放射性摄取较低。甲状腺显像也可以用来估算甲状腺的重量。例如,当患者需要用[131]I 治疗时,甲状腺[131]I 显像可以用来个体化地计算给药剂量。

甲状腺高功能腺瘤的甲亢患者的甲状腺显像,表现为甲状腺内放射性分布不均匀,可在结节处见放射性异常增高区域,周围甲状腺组织显影淡,甚至不显影。当需要[131]I 治疗时,一般给予单次固定剂量。

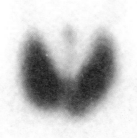

Graves 病(甲亢)

甲状腺高功能腺瘤(甲亢)

甲状腺炎的辅助诊断

甲状腺炎患者的血清甲状腺素水平升高类似甲亢,但甲状腺显像则完全不同,表现为放射性摄取减低。当炎症累及整个甲状腺时,甲状腺可不显影或显影略高于周围组织;若炎症仅累及局部,可见局部放射性减低。

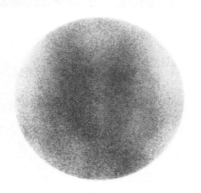

甲状腺炎

异位甲状腺的诊断

当怀疑存在异位甲状腺时,扫描视野的范围要扩大,应包括异位甲状腺的常见部位,如胸骨后、舌根部、舌骨下等。异位甲状腺一般功能较低,有时甲状腺$^{99m}TcO_4^-$显像会因为口腔、唾液腺等生理性摄取和组织衰减而被掩盖,所以可以加做断层显像或采用甲状腺^{131}I显像。

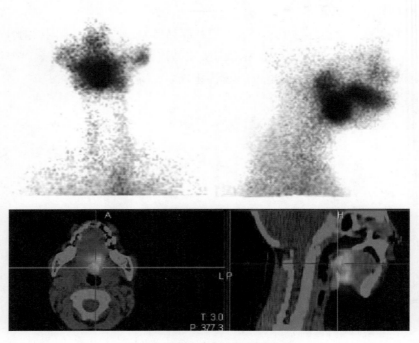

舌下异位甲状腺平面及断层显像

甲状腺结节的功能及性质判断

根据甲状腺结节放射性摄取的情况,甲状腺显像可以分为4类:热结节(结节放射性摄取增高)、温结节(结节放射性摄取无异常)、凉结节(结节放射性摄取降低)及冷结节(结节几乎无放射性摄取)。如果显像表现为热结节,诊断通常为甲状腺自主性高功能腺瘤,或一叶缺如或发育不全伴对侧功能代偿性增高;如果显像表现为温结节,诊断通常为功能正常的甲状腺腺瘤或结节性甲状腺肿等;如果显像表现为凉结节或冷结节,诊断通常为甲状腺囊肿、甲状腺结节内出血或钙化,也有可能是甲状腺癌。

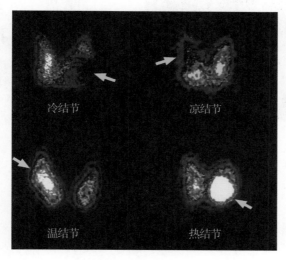

冷结节　凉结节

温结节　热结节

甲状腺结节显像

颈部肿块与甲状腺关系的判断

当颈部出现不适或肿块时,一般会先做颈部超声以了解甲状腺是否出了问题。但有时超声很难分辨,病变是来源于甲状腺还是甲状旁腺,因为甲状旁腺就贴在甲状腺的背部,通常有 4 个,如豌豆大小。当甲状旁腺增生或形成腺瘤时,容易与甲状腺腺瘤混淆,这时就可以通过甲状腺^{99m}Tc - MIBI 显像,明确腺瘤的来源及其与甲状腺的关系。

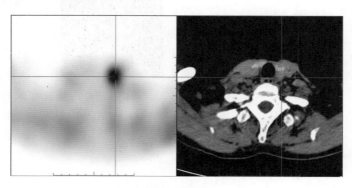

甲状旁腺瘤

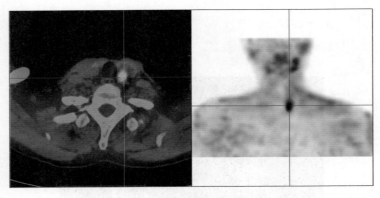

甲状旁腺腺瘤

（图示为甲状腺左叶下极后方）

甲状腺术后残留甲状腺组织及其功能的观察

采取甲状腺切除术时，有时为了保护周围的喉返神经和甲状旁腺可能会残留少量正常的腺体，以减少术后出现饮水呛咳、声音嘶哑和四肢抽搐等并发症。同时，了解残留甲状腺组织的大小与残留腺体的功能，可以指导术后治疗的用药，而通过甲状腺核素扫描，便可清楚了解残留腺体的部位、大小和功能。

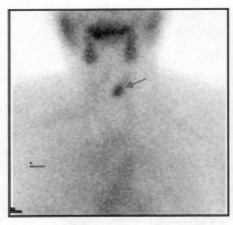

$^{99m}TcO_4^-$ 甲状腺平面显像 $^{99m}TcO_4^-$ 甲状腺断层显像

（甲状腺术后患者的甲状腺平面及断层显像可见左侧残留甲状腺）

甲状腺癌转移灶的寻找

分化型甲状腺癌虽是一种生物学行为惰性的肿瘤（被称为"懒癌"），但它毕竟是恶性肿瘤,有时也会出现局部复发、浸润和远处转移。由于分化型甲状腺癌及其转移灶具有不同程度的浓聚^{131}I的能力,因此可用^{131}I显像和图像融合技术来寻找转移灶,以进行肿瘤的定性和定位诊断。这在甲状腺癌颈部与纵隔淋巴结转移、骨转移的诊断中具有重要的临床价值。

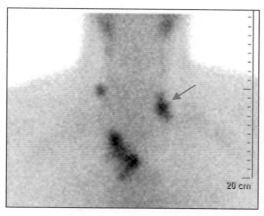

^{99m}TcO$_4^-$ 显像

(甲状腺癌术后患者的^{99m}TcO$_4^-$ 显像仅显示残留甲状腺)

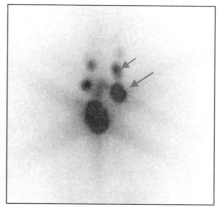

^{131}I 显像

(^{131}I显像除了发现残留甲状腺,还发现颈部转移淋巴结;红色箭头所示为残留甲状腺,蓝色箭头所示为颈部淋巴结)

　　综上,甲状腺核素扫描的种类多样,应用范围广泛。如今,在甲状腺结节良、恶性的鉴别上,甲状腺核素扫描的临床应用确实已逐步减少了,但在甲亢、甲状腺炎、甲状腺癌、异位甲状腺等疾病的诊断和治疗中还发挥着重要作用。

 小贴士

　　甲状腺核素扫描曾是诊断甲状腺结节的重要方法之一,但随着高频彩超的普及和超声技术的提高,大多数甲状腺结节通过超声检查,已能明确诊断。因此,现在甲状腺核素扫描已较少应用于甲状腺结节的诊断。

（罗　琼　吕中伟）

14 甲状腺结节诊断有哪些新技术？

近年来，甲状腺结节的患者数量在逐年增多。甲状腺癌早期无特异性的临床症状，多由常规体检或超声检查发现。局部晚期甲状腺癌可出现声音嘶哑、气管压迫和吞咽异物感等。目前，甲状腺癌的诊断手段主要依靠临床表现、影像学检查和病理学检查，而一些新技术的出现也对诊断起着辅助和参考作用，下面一并做简要介绍。

临床诊断

甲状腺癌最常见的表现是颈部肿块。患者可能触及无痛性颈部肿块，且往往是孤立、不规则、边界不清楚及活动性欠佳的硬性肿物。

患者无其他明确的病因，但出现不明原因的声音嘶哑或饮水呛咳，就应该高度怀疑甲状腺癌的可能。

颈部无痛性肿块是甲状腺癌最常见的表现之一。考虑到普通大众缺乏医学背景知识，对于一些早期甲状腺癌并不能在颈部扪及肿块，所以并不提倡通过自我检查，早期发现甲状腺癌，而是建议常规体检。当甲状腺检查（如超声检查）报告怀疑患甲状腺疾病时，患者应能够做到及时就医。

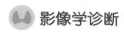 **影像学诊断**

甲状腺彩色多普勒超声检查

甲状腺彩色多普勒超声(以下简称"彩超")检查具有检查方便、成本低和无辐射等优点。绝大多数早期甲状腺癌是由彩超检查发现的,经验丰富的超声科医生可根据甲状腺肿物的超声表现做出初步诊断。据文献报道,超声检查甲状腺癌的准确率在80%～90%,甚至更高。然而,甲状腺彩超检查的准确率高度依赖检查者的经验,具有一定的主观性。近年来,人工智能(artificial intelligence,AI)技术辅助超声检查和阅片模式的出现可能会提高准确率,降低主观性。

超声造影检查

超声造影(ultrasonic contrast)检查又称声学造影(acoustic contrast)检查,是利用造影剂使后散射回声增强的技术,可明显提高超声诊断的分辨力、敏感性和特异性,原理与增强CT检查、增强磁共振成像检查类似。超声造影检查已成为超声诊断的一个十分重要且很有前途的发展方向。有人把它看作是继二维超声和彩色多普勒血流成像之后的第三次革命。一般情况下,常规超声或彩超检查就能发现甲状腺肿瘤。然后,根据肿块的"样子"(形态是否规则、边界是否清晰、在超声图像上是亮的还是暗的、内部及周边有无血流等),可以进行肿块良、恶性的判断。但是,在有些情况下,仅仅依据常规的超声及彩超检查可能会漏掉一些肿瘤,而且对于肿块的性质可能无法做出很好的判断。比如,有些肿块很会"伪装",在超声图像上不容易被发现;还有一些肿块因为太小或受其他因素干扰,肿块内部及周边部有无彩色血流就显示不清,这样对于肿块性质的判断就比较困难。而超声造影检查凭借其较高的血流检测敏感性,可以解决上述问题。我们不仅能通过超声造影检查,获知结节的真实血流状况,从而准确判断结节的真实结构(真囊性或真实性),还能根据造影的增强模式、分布形态等,判断结节的性质。

计算机断层扫描和磁共振成像检查

计算机断层扫描(CT)检查对评价甲状腺肿瘤的范围、与周围重要结构(如气管、食管、颈动脉)的关系及有无淋巴结转移具有重要价值。CT 检查对中央组淋巴结、上纵隔组淋巴结和咽后组淋巴结的观察具有优势，并可对胸骨后甲状腺病变、较大病变及其与周围结构的关系进行观察，清晰显示各种形态、大小的钙化灶。虽然对于最大径≤5 mm 的结节及弥漫性病变合并结节的患者，CT 检查的观察效果欠佳，但对于甲状腺再次手术的病例，CT 检查在了解残留甲状腺、评估病变与周围组织的关系及评价甲状腺局部和颈部的复发方面很有帮助。若患者无碘对比剂的使用禁忌证，对于甲状腺病变一般应常规行增强 CT 扫描检查。CT 薄层图像可以显示较小的病灶，并清晰显示病变与周围组织、器官的关系。

磁共振成像(magnetic resonance imaging，MRI)检查对组织分辨率高，可以多方位、多参数成像，并评价病变范围及其与周围重要结构的关系。通过动态增强扫描、弥散加权成像(diffusion weighted imaging，DWI)等功能成像，MRI 检查可对结节良、恶性进行评估。而 MRI 检查的不足在于对钙化不敏感、检查时间长、易受呼吸和吞咽动作影响，因此甲状腺 MRI 检查不如超声及 CT 检查普及，并且在甲状腺的影像检查方面应用不多。

临床上，一般直径>5 cm 的良性病变、怀疑有局部侵犯或颈部淋巴结转移的甲状腺癌和复发病例，选择行颈部 CT 检查；对于碘对比剂过敏的患者，可以选择颈部 MRI 检查。

PET-CT 检查

PET-CT 检查在甲状腺癌的术后随访中有一定价值，能辅助探测分化型甲状腺癌可疑、不摄碘的复发及转移病灶。另外，PET-CT 检查不仅可用来对不摄碘病灶、侵袭性或转移性甲状腺癌进行评估与监测病情、判断预后，而且也可用于甲状腺髓样癌和未分化癌的术前分期评估，以及术后转移病灶的协助寻找与定位。但是，PET-CT 检查成本高，不适合作为甲状腺癌的常规检查工具。以下情况可以考虑进行 PET-CT 检查：

- 分化型甲状腺癌患者术后随访中出现血清刺激性 Tg 升高($>10\,\mu g/L$)，且[131]I 诊断性/治疗后全身显像阴性者查找转移灶。
- 侵袭性或转移性分化型甲状腺癌患者进行[131]I 治疗前评估(若病灶表现为 PET-CT 上代谢增高，而[131]I 显像上摄碘能力差，则难以从[131]I 治疗中获益)。

- 甲状腺髓样癌治疗前分期和术后出现降钙素升高时查找转移灶。
- 甲状腺未分化癌治疗前分期和术后随访。

病理学诊断

甲状腺细针穿刺细胞学检查

甲状腺细针穿刺细胞学检查（FNAC）是目前评估甲状腺结节最为准确且性价比高的术前检查方法，其准确率在 70％甚至 80％以上，同时增加 *BRAF* 等基因检测可以进一步提高确诊率。术中快速冷冻切片检查是甲状腺癌的关键性诊断手段，其准确率近 95％。石蜡切片病理检查为甲状腺癌最准确的诊断措施，正确率可达 100％。

术中快速冷冻病理学检查

在手术中，切除或切取甲状腺肿块做冷冻病理学检查，以明确诊断甲状腺结节的良、恶性，并进一步指导制订手术范围。随着术前 FNAC 的普遍采用，也有不做术中快速冷冻病理学检查来指导手术方案的。但是，对于 FNAC 未确诊而临床高度怀疑的甲状腺癌或 FNAC 诊断有局限性的病例，术中快速冷冻病理学检查结果仍然是决定手术方案的关键依据。

小知识

目前，甲状腺结节的术前诊断最常用的方法是超声检查和超声引导下的细针穿刺细胞学检查。但是，临床上仍有部分患者的细胞学检查结果不能确定诊断，因此可采用基因检测辅助诊断。例如，*BRAF* 基因突变可用于甲状腺乳头状癌的诊断，*RAS* 基因突变能运用于甲状腺滤泡状癌的诊断，以及 *RET* 基因突变被用来诊断甲状腺髓样癌等。这些措施均有望进一步提高确诊率。

（李 朋 韦 伟）

15 甲状腺结节患者如何选择影像学检查？

甲状腺结节的检出率高达 20%～60%。甲状腺良性结节有桥本甲状腺炎伴结节、结节性甲状腺肿、甲状腺腺瘤或囊肿等；恶性结节即为甲状腺癌。人们最关心的就是它的"身份"——究竟是良性结节，还是恶性结节，而这需要影像学检查来判别。甲状腺结节常用的影像学检查包括：超声检查或超声引导下细针穿刺细胞学检查、核素检查、CT 检查、MRI 检查、PET－CT 检查等。那么，这些检查有何区别？为了明确甲状腺结节的良、恶性质，需要选择哪些影像学检查呢？

优选检查

超声检查

所有甲状腺结节患者均应行颈部超声检查，甲状腺超声检查是确诊甲状腺结节的首选检查。它可确定结节的位置、形状、大小、数目、质地、边缘状态、内部结构、回声形式、包膜、钙化、血流状况及颈部淋巴结情况。超声检查不仅可以判别结节的性质，而且还能用于超声引导下细针穿刺细胞学检查，是术前鉴别结节良、恶性最可靠且最有价值的诊断方法。

⏳ 可选检查

甲状腺核素显像检查

甲状腺^{131}I或^{99m}Tc核素显像检查对甲状腺结节的良、恶性鉴别诊断价值不大,仅对自主性高功能甲状腺腺瘤(热结节)有诊断价值,且结节几乎都为良性的。直径＞1 cm且伴有血清 TSH 降低的甲状腺结节,可行甲状腺核素显像检查,以判断结节是否有自主摄取功能。另外,甲状腺核素显像检查还可以判断异位的甲状腺及其结节,但现在已较少用。

CT 检查

在评估甲状腺结节良、恶性方面,CT 检查比不上超声检查,一般不用于人群筛查或可疑甲状腺结节的初次检查。但对于超声引导下细针穿刺细胞学检查确诊的甲状腺癌,CT 检查则应作为常规的影像学检查方法。它能很好地显示结节与周围解剖结构的关系,有利于寻找可疑的转移淋巴结,协助制订和确定手术的切除清扫范围。

术前评估

CT 检查的优势在于:①有助于确定胸骨后甲状腺肿或咽后侵犯范围;②增强 CT 检查可明确局部晚期肿瘤的侵犯程度(如气管或食管受累、血管或喉返神经侵犯等);③比超声检查更能有效地确定气管受压程度,便于麻醉时气管插管评估;④相比 MRI 检查,其呼吸运动伪影少、扫描时间短且分辨率高,更能有效地评估整个颈部的淋巴结转移情况,尤其是能够检测到咽后间隙或上纵隔等超声容易漏诊或不可探及区域的淋巴结;⑤增强 CT 检查有助于评估肺转移、腹盆腔转移和远处淋巴结转移,从而明确受累脏器、淋巴结及其范围。

术后评估

CT 检查通常不作为甲状腺癌术后疗效评估的一线检查手段。对于病灶未完全切除的持续高危患者,血清 Tg 或 TgAb 水平升高,特别是当超声检查阴性时,建议选择增强 CT 检查和(或)增强 MRI 检查。它们可以评估局部是否存在复发及转移病灶,同时了解病灶与周围组织结构的关系。对于甲状腺癌局部复发、转移性病灶或不可切除病灶,如胸、腹盆腔转移和远处淋巴结转移,推荐选择增强 CT 检查和(或)MRI 检查作为局部治疗后疗效评估的一线检查手段。它们也特别适合评估周围组织结构(如气管、食管、肌肉、血管等)侵犯的情况。此外,疗效评价通常也需要 CT 或 MRI 检查评估。

MRI 检查

在评估甲状腺结节良、恶性方面,MRI 检查不优于超声检查,不作为常规推荐。与 CT 检查相似,MRI 检查一般不用于鉴别甲状腺癌和良性结节,而其优势在于:①多参数、多序列、多平面成像,软组织分辨率高,能为病变提供更多信息,准确判断结节的大小、形态、边界及包膜完整性,可清楚显示受侵犯的局部组织结构(如气管、食管、肌肉、颈动脉、颈静脉、甲状软骨、喉及喉返神经等)和转移的淋巴结,并且在手术前及治疗后进行精确的 TNM 分期;②可判断甲状腺癌复发及转移病灶;③无放射性损伤,对比剂为钆剂,对甲状腺功能影响小;④检查不受甲亢的影响。

增强 MRI 检查可用以诊断甲状腺癌术后复发及转移病灶,它是超声或 CT 检查的一种补充的成像方法。常用于以下情况:①持续血清 Tg、TgAb 水平升高而超声检查阴性的患者;②^{131}I 全身扫描单光子发射计算机断层显像(whole-body scan single photon emission computed tomography,WBS SPECT)检查阴性;③怀疑咽后淋巴结、颈深淋巴结或胸骨后淋巴结转移时。

一般不推荐 MRI 检查作为远处转移性甲状腺癌经治疗后疗效评估的一线检查手段,但可以考虑首选使用增强 MRI 检查来评估分化型甲状腺癌患者神经系统转移或受累的术后疗效,具体情况包括脑脊髓转移灶治疗后、脊柱转移伴脊髓压迫或侵犯治疗后、颅骨转移伴颅脑压迫或侵犯治疗后。对于其他远处转移,如骨转移、皮肤或肌肉软组织转移、肾转移等实体脏器及软组织转移治疗后,增强 MRI 检查或平扫 MRI 检查可作为二线检查手段供选择,用以进行疗效评价。

PET - CT 检查

PET - CT 检查是将 PET(正电子发射断层显像)和普通 CT 两种检查合二为一。PET 检查需要往体内注射一种称为^{18}F - FDG 的显像剂。^{18}F - FDG 的部分组成是葡萄糖类似物——氟代脱氧葡萄糖(fluorodeoxyglucose,FDG),而它就是传说中的糖衣炮弹,进入人体后把肿瘤喂饱、甜晕;另一部分组成是放射性核素^{18}F,而它其实是个不折不扣的追踪器,完美暴露出"甜晕"了的肿瘤细胞的行踪。两个组成部分一唱一和,协同作战,将肿瘤细胞手到擒来。CT检查则把人体从上到下"切成"一层一层的横断面(每一层只有几毫米),并将这些横断面清晰地展示在医生面前。而PET和CT两种技术的结合既可以看到病变的解剖关系,也可以通过葡萄糖摄取情况来判断功能代谢,最终判断病变的性质。

PET–CT检查既不是甲状腺癌的常规检查,也并非专门针对肿瘤,它只显示代谢比较旺盛的器官和病变。因此,并非所有的恶性结节都表现为"阳性",而某些良性结节也有可能表现为"阳性"。单纯依靠PET–CT检查并不能准确判断甲状腺结节的良、恶性。

事实上,在甲状腺结节良、恶性鉴别方面,B超检查和细针穿刺细胞学检查是目前最可靠的手段。对于已明确诊断为甲状腺癌且需要手术的患者,在术前评估病灶和颈部淋巴结转移情况时,PET–CT检查也不如B超、CT和MRI检查有价值。另外,考虑到昂贵的价格和辐射损害,PET–CT检查尚不属于甲状腺癌的常规检查。

那么,哪些情况需要做PET–CT检查? 在一些特定情况下,PET–CT检查有用武之地,主要包括以下几类:首先,应用其他检查手段(B超、CT、FNAC等检查)后,还不能明确结节良、恶性,医生可能尝试通过PET–CT检查,做辅助诊断。其次,已经确诊为甲状腺癌且医生判断恶性程度比较高时,可以在术前通过PET–CT检查来明确全身转移情况,如上纵隔淋巴结、肺、骨转移等。这对外科医生制订治疗方案有很重要的参考意义。再次,有时候,甲状腺的结节并不是原发于甲状腺,而是其他部位的恶性肿瘤转移而来的,通过PET–CT检查,能够有助于找出原发病灶。最后,PET–CT检查可用于甲状腺癌治疗后的评估与监测,以确定复发或残留病灶。例如,甲状腺髓样癌患者术后出现血降钙素升高(提示复发),可以考虑用PET–CT检查来评估复发和转移情况;再比如,对于碘难治性分化型甲状腺癌,PET–CT检查可用来定位全身转移情况。目前,不推荐将PET–CT检查用作甲状腺癌的常规随访检查项目。

综上所述,甲状腺结节患者一般不需要做PET–CT检查,即使已确诊为甲状腺癌,多数情况下也不需要做此检查。医生会在评估病情后,根据具体情况来判定是否需要进一步做PET–CT检查。

诊断性全身扫描检查

由于甲状腺滤泡细胞具有摄碘功能，在分化型甲状腺癌手术后，通过诊断性全身扫描（diagnostic whole-body scan，DxWBS）（低剂量^{131}I）检查，若发现身体局部存在异常的碘浓集征象，提示此处可能存在甲状腺癌残留、复发或转移病灶。因此，对于考虑肿瘤残留或复发转移的中高危患者，可考虑进行DxWBS检查。

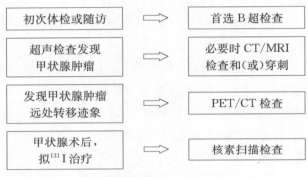

甲状腺结节影像学检查项目的选择参考

> **注意事项**　在甲状腺结节的影像学检查方法中，首选超声检查，因为超声是判定甲状腺结节良、恶性最简单、实用、方便及经济的无创手段。但要注意的是，甲状腺超声检查最好选择经验丰富的甲状腺专科超声医师进行检查，这可以为临床提供更多有参考价值的信息。

（孙贞魁）

16 对特殊类型的甲状腺癌该怎么诊断？

　　甲状腺乳头状癌是甲状腺癌最常见的病理类型，通过超声检查，较容易被诊断，预后也最好。但是，临床上也有一些特殊类型的甲状腺癌，影像表现不典型，容易被漏诊或误诊。那么，对这些特殊类型的甲状腺癌该怎么诊断呢？我们现在就从超声角度，带大家一起认识一下这些特殊类型甲状腺肿瘤中的"魑魅魍魉"。

弥漫硬化型甲状腺乳头状癌

　　弥漫硬化型甲状腺乳头状癌（diffuse sclerosing variant of papillary thyroid carcinoma，DSVPTC）是甲状腺乳头状癌（papillary thyroid carcinoma，PTC）的一种亚型（约占 5%），多发生于 20 岁左右的年轻人（5～35 岁）。有观点认为，其发病与辐射有关。它的恶性程度高、转移早、预后较差，超声声像图上的甲状腺往往呈现弥漫性改变。因为弥漫硬化型甲状腺乳头状癌早期无明显结节，晚期可能出现单发或多发结节，并且超声引导下的细针穿刺细胞学检查结果也常为阴性，所以常被误诊或漏诊，导致延误治疗。临床上，大约 80% 的患者就诊时已有颈部淋巴结转移，甚至绝大多数患者是在发现了颈部淋巴结转移后才被确诊，并且常伴有桥本甲状腺炎或合并甲减表现。

超声诊断要点

- 甲状腺腺叶内可见"沙砾样钙化"（1～2 mm），分散四周或聚集成团，典型者呈"暴风雪"征。

- 大多数患者存在颈部淋巴结转移,常通过可疑淋巴结穿刺检查来判断,若淋巴结内发现滤泡上皮细胞或乳头状癌,提示转移性淋巴结诊断。
- 超声弹性评分较高,提示甲状腺腺体整体较硬。
- 常合并桥本甲状腺炎,应注意与一般桥本甲状腺炎鉴别。

甲状腺滤泡状癌

甲状腺滤泡状癌(follicular thyroid carcinoma,FTC)其实并不少见,发病率仅次于甲状腺乳头状癌,占所有甲状腺恶性肿瘤的10%~15%,属于分化型甲状腺癌的一种。它常常发生于中老年患者,且女性更为多见。甲状腺滤泡状癌的特点是容易通过血液,发生肺、骨骼等远处转移。过去,多数患者最初被诊断为良性腺瘤,但手术后经过石蜡病理学检查才被确诊为滤泡状癌,且常因手术切除范围不够而行二次手术;还有部分患者因发现肺或骨骼转移灶,再去查甲状腺才被确诊。由此可见,甲状腺滤泡状癌常在晚期才被诊断,这极大程度上影响了治疗效果。这种因误诊而延误的治疗主要与滤泡状癌的声像图和良性腺瘤颇为相似,以及术前细针穿刺细胞学检查通常诊断为滤泡型肿瘤而无法鉴别良、恶性有关。

超声诊断要点

- 甲状腺内低回声结节(回声较甲状腺腺瘤更低),边界清楚,无明显包膜或包膜不完整,可有侧方声影。
- 形态规则,多为类圆形(形态较甲状腺腺瘤更圆、更饱满)。
- 部分结节伴有钙化,通常为较粗大的钙化,可以发生在肿瘤实质或边缘。
- 彩色多普勒血流显像的结果通常显示血供较丰富。
- 超声造影上的鉴别,即滤泡状癌常呈高增强,不均匀灌注,造影剂消退较快,无明显环形增强或环不完整;而良性腺瘤一般呈高增强或等增强,均匀灌注,造影剂消退较慢,可见明显的环形增强。

甲状腺髓样癌

甲状腺髓样癌（medullary thyroid carcinoma，MTC）约占甲状腺恶性肿瘤的 3%，常见于 40～65 岁患者，女性较为多见，并且其恶性程度高，预后差，淋巴结转移较早，术后易复发。通过超声检查，既可以早发现、早诊断而为手术赢得时间，还可以在术后继续随访监测复发的病灶。但是，髓样癌的早期声像图有时也酷似良性结节，容易被误诊。

甲状腺髓样癌起源于甲状腺滤泡旁细胞（又称"C 细胞"），甲状腺滤泡旁细胞可以分泌降钙素，引起血清降钙素特异性升高。甲状腺髓样癌可分为散发性和家族性两种，诊断时如果怀疑髓样癌，要追问患者有无家族史，并建议其亲属做相关检查。

超声诊断要点

● 常为甲状腺中上部（甲状腺滤泡旁细胞主要分布的位置）的实性低回声结节，形态多规则，边界尚清，纵横比<1（酷似良性结节）。

● 内部血流丰富，走行紊乱，常为低阻力型动脉血流频谱，周边环绕血流不连续。

● 结节周边声晕多数不完整，厚薄不均。

● 结节内可见钙化，以结节内粗大钙化多见。

● 血清降钙素及癌胚抗原（CEA）升高。

甲状腺未分化癌

甲状腺未分化癌（anaplastic thyroid carcinoma，ATC）是一种高度恶性肿瘤，虽然仅占所有甲状腺肿瘤的 2%，但其侵袭性极强，进展迅速，死亡率高。甲状腺未分化癌多发于老年患者，女性更为多见，由于其常常侵犯食管、气管等甲状腺周围组织，所以患者多以颈部出现迅速增大的无痛性肿块、声音嘶哑、呼吸及吞咽困难等症状就诊。多数患者就诊时已有远处转移，最常见的转移部位是肺和胸膜，其次是骨和脑。

超声诊断要点

● 肿块短时间（如1～2个月）内迅速增大,体积较大（常累及整个腺体或一侧腺叶;超声检查中若肿块巨大,可更换凸阵探头以显示全貌,尤其是肿块与周围组织的关系）、形态不规则、边界模糊不清,多为低回声,内回声不均匀,常可见粗大或粗大与细小并存的钙化灶。

● 常侵犯周围组织,如气管、食管、喉返神经、颈动脉、颈静脉等。

● 常伴有颈部或上纵隔多发淋巴结转移,远处转移亦常见。

原发性甲状腺恶性淋巴瘤

原发性甲状腺恶性淋巴瘤（primary thyroid malignant lymphoma, PTML）的病因至今尚未完全明确,可能与病毒感染、免疫缺陷等因素有关,非常少见。多数患者在桥本甲状腺炎的基础上发生。绝大多数甲状腺淋巴瘤为B细胞型非霍奇金淋巴瘤,70%～80%为弥漫型大B细胞性（包括免疫母细胞性）淋巴瘤,属高度恶性肿瘤。

患者常表现为甲状腺短期内迅速增大,并可出现气管、喉部受压等症状。多数患者就诊时可触及甲状腺肿块,肿块大小不等、质硬,活动度差,且40%可伴有颈部淋巴结肿大。远处转移多见于上纵隔,可能存在骨或脾脏等侵犯。

当出现以下情况时,诊断应考虑甲状腺淋巴瘤可能:①甲状腺肿块短期内迅速增大,常伴颈部淋巴结肿大;②出现声音嘶哑、呼吸困难;③胸部X线检查提示纵隔增宽,气管受压;④既往有桥本甲状腺炎病史;⑤甲状腺功能检查提示TgAb、TPOAb明显升高,部分伴有甲状腺功能减退。另外,还应注意与桥本甲状腺炎和甲状腺未分化癌相鉴别。

超声诊断要点

● 甲状腺一侧腺叶或双侧腺叶明显肿大,常伴有桥本甲状腺炎。（根据病变的形态,其声像图可分为结节型、弥漫型、混合型,特点是病变呈极低回声,而结节型有时可酷似无回声的囊肿,均匀,形态规则,后方回声可能增强。通过超声造影,可以鉴别病变的囊、实性,若为实质性极低回声且造影剂均匀灌注,应怀疑可能有淋巴瘤;通过有无钙化,也可以鉴别甲状腺淋巴瘤和甲状腺未分化癌。）

- 超声弹性成像质地中等或偏硬。

- 常伴有颈部多发淋巴结肿大。（当怀疑原发性甲状腺恶性淋巴瘤时，一般细针穿刺细胞学诊断较困难，应进行粗针穿刺组织学活检和免疫组织化学检查。）

上述这些特殊类型的甲状腺癌较经典型甲状腺乳头状癌的恶性度更高，预后更差。由于其声像图表现不典型，容易漏诊或误诊，应引起医生和患者的重视。随着超声技术的发展，超声诊断从常规的二维灰阶超声和彩色多普勒血流显像，逐渐发展到弹性成像（看结节硬度）、超声造影（看组织微循环血流）等多模态超声显像。这些新技术手段可以助力从多维度观察结节的特征，使甲状腺结节的超声诊断如虎添翼，从而做到更早期、更精准、更全面地诊断。

······ 专家 忠告 ······

特殊类型的甲状腺癌（如滤泡状癌、髓样癌、未分化癌）的恶性程度较临床常见的甲状腺乳头状癌要更高。由于超声声像图表现不典型，容易漏诊或误诊。一旦诊断明确，应去规模较大的甲状腺专病中心进行专家会诊。

（王　燕　武杜杜）

17 怎样对甲状腺癌进行规范的诊断与评估？

多数甲状腺癌，特别是分化型甲状腺癌，经早期积极、精准的手术治疗预后良好，而术前规范的诊断与评估就显得尤为重要。因此，术前要严格把关，做到精确诊断和准确评估。那么，如何做到"严于术前"呢？

甲状腺癌是最常见的内分泌系统恶性肿瘤，其发病率逐年快速上升。2022年，国家癌症中心发布的最新数据显示，2016年我国甲状腺癌新发病例约20.3万例，在所有恶性肿瘤中排第7位，在女性所有恶性肿瘤中排第4位。甲状腺癌死亡率较低，临床所面对的关键问题是良、恶性肿瘤的鉴别以及恶性肿瘤的早期诊断与规范治疗。

甲状腺癌的病理类型常分为甲状腺乳头状癌（约占90%）、滤泡状癌、髓样癌及未分化癌（约占1%）。

甲状腺肿瘤（习惯称为甲状腺结节）的诊断，需根据症状（如巨大肿块压迫感）、体征（如颈部肿块）及辅助检查（如血液学指标、影像学表现）进行判断。但多数甲状腺结节较小，患者自觉的症状和体征不明显。因此，甲状腺肿瘤的早期诊断主要依靠高质量的彩超，必要时辅以超声引导下的细针穿刺细胞学检查。

超声及超声引导下的细针穿刺细胞学检查

甲状腺结节的诊断首选超声检查，具备方便、经济、实用的特点。但B超检查的质量和诊断准确性受不同医院和医生的水平影响,建议最好选择经验丰富的甲状腺超声专家,甲状腺癌的诊断准确性可达 70% 甚至 80% 以上。必要时,诊断还需辅以弹性成像或超声造影检查,抑或超声引导下的细针穿刺细胞学检查,甚至结合基因检测(如 *BRAF*、*RAS*、*RET*、*TERT* 等),但超声引导下的细针穿刺细胞学检查对滤泡状肿瘤的诊断效能较低。通过计数结节超声特征(实性、微钙化、极低回声、边界模糊、形态不规则或甲状腺外侵犯以及结节垂直位是可疑恶性结节的超声特征)的个数而得到分值,并根据最终的分值进行恶性风险评估。超声检查结果根据 C - TIRADS 分为 6 类:1～2 类,恶性可能为 0%;3 类,恶性可能<2%;4A 类,恶性可能为 2%～10%;4B 类,恶性可能为 10%～50%;4C 类,恶性可能为 50%～90%;5 类,恶性可能>90%;6 类,活检证实的恶性结节。超声引导下的细针穿刺细胞学检查结果分为 Bethesda Ⅵ类:无法诊断或不满意(Ⅰ类)、良性(Ⅱ类)、意义未确定的异型性或滤泡性病变(Ⅲ类)、滤泡性肿瘤或可疑(Ⅳ类)、可疑恶性(Ⅴ类)、恶性(Ⅵ类)。

CT 或 MRI 检查

甲状腺癌术前往往需要进一步完成颈部增强 CT 或 MRI 检查,以明确肿瘤是否侵犯包膜或气管、食管、血管及颈部淋巴结的转移情况,从而更好地决定手术方式。若诊断考虑为甲状腺恶性肿瘤,需要常规进行胸部 CT 检查,以明确是否存在肺部转移。甚至,病情严重的患者可以进行全身 PET - CT 检查来全面了解有无肺、骨、肝、脑的转移。

特殊类型甲状腺癌的诊断

甲状腺髓样癌来源于甲状腺滤泡旁细胞,分泌降钙素。因此,在甲状腺专科门诊中,医生往往会建议甲状腺癌可疑患者抽血检查降钙素、癌胚抗原等指标,以防漏诊和误诊。

甲状腺未分化癌多发于中老年女性,肿块增大迅速,质硬,可以很快侵犯气管、喉、神经,导致声音嘶哑、呼吸困难,恶性度极高,且多数依靠穿刺确诊。

甲状腺恶性肿瘤是否复发及转移的诊断

针对分化型甲状腺癌(如甲状腺乳头状癌),术后甲状腺球蛋白(Tg)水平是常用的监测指标;必要时进行^{131}I诊断性全身显像(DxWBS)检查。而对于甲状腺髓样癌,术后需定期监测降钙素和癌胚抗原。影像学检查中,颈部超声检查必须定期复查,必要时辅以 CT、MRI 检查,甚至 PET－CT 检查,以评估是否需要再次手术。

················· 专家 忠告 ·················

对甲状腺癌进行规范的诊断与评估的关键就是找甲状腺专科医师进行把关,按相关的临床指南进行规范的诊断,可以减少漏诊、误诊和评估不足。

（丁　政　樊友本）

第三篇

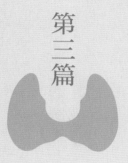

甲状腺肿瘤的手术方案选择

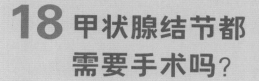 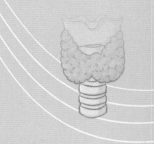

18 甲状腺结节都需要手术吗？

现在,甲状腺结节的发病率很高。单位体检往往会查出很多人有甲状腺结节,所以到甲状腺外科门诊咨询的人越来越多。患者关心的问题是:甲状腺结节都需要手术吗?

下面让我们先来了解一下,什么是甲状腺结节? 甲状腺结节是一种常见的甲状腺疾病,是指在颈部甲状腺内的肿块,较小的肿块需通过超声或 CT 检查发现,而较大的肿块可随吞咽动作而上下移动。甲状腺结节可能是恶性的,如甲状腺癌;但大多数是良性的,如甲状腺腺瘤、结节性甲状腺肿等。在未明确其性质以前,统称为甲状腺结节。

在临床工作中,甲状腺结节已经成为常见疾病。采用触诊体检,可在 $3\%\sim 7\%$ 的正常人群中检出甲状腺结节;采用超声检查,可以检测出直径 2 mm 以上的结节,且敏感性最高,可在 $20\%\sim76\%$ 的正常人群中检出甲状腺结节;而 CT 检查一般只能发现 5 mm 以上的结节,普通的结节并不需要 CT 筛查,但是对于比较严重、复杂的甲状腺肿瘤或伴有远处转移的甲状腺肿瘤,CT 检查是必需的。

甲状腺结节良恶性的超声判断

下面两种超声描述的甲状腺结节几乎都为良性(良性可能性为 99.7%):①纯囊性结节;②含有的多个小囊泡占据 50%以上的结节体积、呈海绵状改变的结节。

而以下超声征象提示甲状腺癌的可能性更大：①实性低回声结节；②结节内血供丰富（TSH正常情况下）；③结节形态和边缘不规则、晕圈缺如；④微小钙化、针尖样弥散分布或簇状分布的钙化；⑤同时伴有颈部淋巴结超声影像异常，如淋巴结呈圆形、边界不规则或模糊，内部回声不均、出现钙化，皮髓质分界不清、淋巴门消失或囊性变。

Ⓜ 甲状腺结节的癌变

大多数甲状腺结节是良性的，所以无须过度担心。它们是良性细胞以不同形式聚集形成的肿瘤样的团块，即腺瘤或腺瘤样结节。只有8％～10％的甲状腺结节是恶性肿瘤，特别是生长迅速的肿块或出现淋巴结转移者则更少。

那么，医生如何确定甲状腺结节是恶性肿瘤的呢？

医生一般通过病史、体检、甲状腺功能检查、超声检查及病理穿刺，来确定甲状腺结节的良、恶性。年龄＞45岁、甲状腺单发结节、质地较硬的结节等病史特点，都需要引起重点关注；如果肿瘤引起声音嘶哑或吞咽困难，则更要进一步就诊。

一旦超声检查怀疑为甲状腺恶性肿瘤，就需要进行超声引导下的细针穿刺细胞学检查。在超声引导下，用细针穿刺甲状腺组织，对获取的样本经涂片染色后在显微镜下进行病理细胞学检查，甚至还可以通过基因检测，协助确诊，准确率在90％以上。这种检查方法创伤小，灵敏度和特异性高，易于操作。

Ⓜ 需要手术的甲状腺结节类型

大多数甲状腺结节是良性肿瘤，不需要手术，一般也不用吃药，只需随访观察即可，即每半年到一年检查一次甲状腺超声和甲状腺功能。

良性结节

良性结节出现下面几种情况时需要手术：①出现与结节明显相关的局部压迫症状；②合并甲亢且内科治疗无效者；③肿物位于胸骨后或上纵隔内；④结节进行性生长，临床考虑有恶变倾向或合并甲状腺癌高危因素。此外，因外观或思想顾虑过重影响正常生活而强烈要求手术者，若其肿块直径在3～4 cm以上，也可作为手术的相对适应证。

恶性结节

恶性结节一般采取手术治疗。甲状腺结节经穿刺细胞病理检查结果确诊为恶性结节的,应选择手术治疗。具体手术方式,如甲状腺一侧切除还是全切除、仅中央区淋巴结清扫还是附加侧区清扫,需要结合病理分型及结节大小、是否侵袭周围组织、有无淋巴结和远处转移来确定。对于有美容美观需求的患者,还可以采取内镜颈部无瘢痕的甲状腺手术。

患者存在超声高度怀疑恶性结节而活检不能确诊的结节,或出现恶性病变的临床表现时,也应考虑手术治疗。恶性结节低危者(如甲状腺微小乳头状癌),若存在严重合并症且手术风险大,或预期寿命较短,则可密切观察而不采取手术治疗。

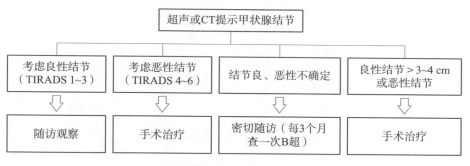

甲状腺结节处理方式流程图

专家 忠告

对于甲状腺良性结节(如甲状腺腺瘤、结节性甲状腺肿),一般结节直径2 cm以下的都不考虑手术,对于3 cm以上,特别是4~5 cm以上的,或肿块位于胸骨后有气管压迫症状,抑或肿块明显突出影响美容,患者有明显焦虑的,可考虑手术。对于甲状腺恶性结节者,一般需要采取手术治疗。结节直径5 mm以下且没有淋巴结转移的低危患者,可以密切随访,即每3个月复查一次B超,如果肿块直径增大3 mm以上或出现淋巴结转移,则需要及时手术治疗。

(樊友本　丁　政)

19 哪些甲状腺癌预后可能很差？

甲状腺癌，有时被称为"懒癌"，肿瘤进展缓慢，有的甚至终生带瘤共存也无大碍。但是，临床上也有一些甲状腺癌病理类型进展快，预后较差，严重威胁生命。

近年来，甲状腺癌的发病率逐年升高，在部分地区其发病率已达女性恶性肿瘤的第 1 位。多数老百姓谈癌色变，认为得了癌症就一定是绝症，导致精神几乎崩溃；但也有一些科普常常宣传甲状腺癌预后很好，不会导致患者死亡，还称其为"懒癌"。

实际上，这两种观点都有一定的片面性，就像盲人摸象，只看到了事物的一部分。临床上，绝大多数甲状腺癌（90% 以上）为甲状腺乳头状癌，预后良好，规范治疗后 5 年生存率在 80% 甚至 90% 以上，多数不影响其寿命，甚至还可能完全治愈。但前提是要规范、科学地诊治和定期随访、复查。

不过，仍有部分甲状腺癌预后不良、威胁生命，属于严重的病理类型（如甲状腺乳头状癌伴有高细胞亚型或靴钉样变、低分化或未分化癌）。它们可能存在致癌基因融合或突变（如 $BRAF^{V600E}$ 基因突变、$TERT$ 基因启动子突变），局部多次复发、侵犯周围重要脏器或发生远处转移。这主要有三方面的原因：一是原发肿瘤本身的生物学行为恶性程度高，容易复发和转移（如仅占甲状腺癌 1% 的甲状腺未分化癌多发于老年人，即使经积极治疗，生存期也多为 3～6 个月）；二是发病后就诊较晚，肿瘤分期晚，影响治疗效果；三是初次诊断、评估不准确，治疗不规范、不彻底。

一些局部晚期甲状腺癌常常侵犯气管、食管、喉及下咽、颈部大血管、上纵隔等。而部分局部晚期甲状腺癌患者，仍然可以通过合理的多学科综合治疗，获得良好的预后效果。治疗手段主要包括手术治疗、术后同位素^{131}I治疗、适度的内分泌抑制治疗［如左甲状腺素钠片（levo thyroxine，LT$_4$）］，以及必要的靶向治疗等。这类恶性肿瘤常常需要借助大型医院多学科团队的力量，才能得到合理的综合治疗。同时，这类手术风险也极大，肿瘤切除后常常需要完成相应器官（如神经、气管、血管、食管、喉等）的功能重建。平衡手术获益和风险，往往也需要大型医院具有丰富经验的甲状腺或头颈外科专家来组织评估。

 小贴士

　　绝大多数甲状腺癌，经规范的手术和合理的辅助治疗后，预后良好。但也有极少部分甲状腺癌预后差，这部分肿瘤包括低分化、失分化、多基因突变（如 BRAF 基因突变和 TERT 基因启动子双突变）或碘抵抗的甲状腺乳头状癌，或髓样癌、未分化癌。其中，甲状腺未分化癌恶性度极高，一般确诊后的平均生存期为 3～6 个月。

（邓先兆　樊友本）

20 怎么选择甲状腺肿瘤的内镜手术？

甲状腺肿瘤的传统手术是在颈部前下方取一个弧形领式切口。随着手术器械的发展和技术的进步，目前已实现多种颈外入路的内镜甲状腺手术，术后颈部没有瘢痕，美容效果佳。同时，人们更关注甲状腺肿瘤内镜手术的安全性和彻底性。那么，怎么选择甲状腺肿瘤的内镜手术呢？

甲状腺肿瘤的手术方式变迁

甲状腺癌的首选治疗方案是手术切除。自从 Kocher 教授在一个多世纪前采用颈中下部横向切口以来，手术方法几乎没有改变。几十年来，在卓越的手术根治效果的保障下，为尽量减少可见的手术瘢痕给患者生活质量带来的不良影响，外科医生通过不断改进技术及手术器械，使颈前的切口长度逐渐缩小。但在颈前仍然留有一道瘢痕，成为甲状腺手术的一个明显标记。这种手术方式不仅让部分患者因颈前切口瘢痕明显增生而影响美观，产生较大生活困扰，而且还会使患者因颈前切开而不敢术后早期活动颈部，较容易出现颈部紧绷感及吞咽牵扯的不适感。自 1997 年以来，外科医生又探索了多种能有效地将切口转移到隐蔽区域的手术方法，如经胸乳、经腋窝、经口腔前庭入路等隐蔽部位的内镜甲状腺手术作为传统开放式手术的补充。这些手术方式在保证肿瘤根治效果的前提下，主要是以美容为目的，被称为甲状腺的美容手术（cosmetic surgery），这也开启了内镜甲状腺手术的 1.0 时代。

很显然,这些手术中的多种术式实际上比传统开放式手术更具侵入性。这些内镜手术方法也引起了较多争议。微创手术(minimally invasive operation),顾名思义就是微小创伤的手术,是指利用腹腔镜、胸腔镜等现代医疗器械及相关设备进行的手术,目的是为了尽量减小手术带来的创伤、减少手术相关的疼痛,使术后恢复得更快、更好。随着各种内镜器械的更新和手术技术的优化,外科医生可以利用内镜3～10倍的放大作用,通过组织正常间隙解剖结构,进行精细、无血化操作(也被称为膜解剖)。这在减少了手术创伤的同时,还避免了颈前皮肤及颈阔肌的离断。患者术后可以更放心地进行颈部功能锻炼,使其尽早摆脱疾病的困扰,这也就更符合微创手术的理念。自此,内镜甲状腺手术进入了2.0时代。

内镜甲状腺手术的选择条件

尽管在大多数早期甲状腺癌及部分甲状腺肿瘤中,内镜甲状腺手术取得了良好的效果,但是内镜甲状腺手术目前仍然不能替代传统开放式手术。手术方式的选择需要遵循"治愈疾病第一,追求美容第二"的原则,在广泛的组织分离与隐藏的瘢痕之间寻求平衡。在选择内镜手术前,需要考虑以下几个问题。

动机

患者首先要有非常积极地追求颈部无瘢痕的愿望,特别是有瘢痕疙瘩或增生性瘢痕病史的患者。

既往病史

既往有颈部手术和放疗病史的患者,甲状腺周围瘢痕形成的可能性很高。合并有桥本甲状腺炎,特别是急性炎症期,手术创面易出血,这可能会增加手术的难度。而Graves病相关的结节在手术过程中也会增加出血的风险。

甲状腺因素

对于单纯甲状腺腺叶切除及甲状腺肿瘤切除者,建议甲状腺最大直径应<8 cm,甲状腺肿瘤最大直径应<6 cm。而对于甲状腺乳头癌,还要考虑肿瘤的位置,比如肿瘤位于喉返神经入喉处时,可能侵犯喉返神经或周围的气管、食

管。此时,传统的开放式甲状腺手术可能会更安全一些。

排除因素

为了保障肿瘤根治的彻底性及安全性,对于甲状腺癌,内镜手术应排除有广泛的中央区或侧区淋巴结转移或者肿瘤侵犯周围气管、食管、重要血管的患者。同时,分化较差的特殊类型甲状腺癌也应排除在外。

手术切口部位的条件

手术切口部位有炎症(如牙龈炎症或皮肤炎症),不利于切口愈合,需尽量避开。一些下颌特别突出或做过下巴整形的患者,经口腔前庭的内镜甲状腺手术可能不是理想的选择。

常见内镜甲状腺手术方式的选择

目前,主流的内镜甲状腺手术入路有:经胸乳、腋窝、口腔前庭或颏下前庭等多种入路。根据患者的体型、肿瘤的部位及操作者的经验可选择不同的手术入路。经胸乳入路方便暴露,特别适合较大的肿瘤切除和需要做颈侧区淋巴结清扫的患者。经腋窝入路因不用过多分离颈前组织,术后颈前部感觉会较好,但不易同时进行双侧病灶的切除。经口腔前庭入路分离颈前组织范围小且可以同时进行双侧甲状腺病灶手术,清扫中央区淋巴结彻底,可做到体表真正完全无瘢痕,但部分患者术后短期有下巴麻木感。经颏下前庭入路采取口腔前庭联合颏下微小切口(颏下切口约 1 cm)的方式完成手术操作,可以避免下巴麻木感,进一步减少了手术创伤,更接近微创理念。

内镜甲状腺手术的比较

入路	中央区根治性	适应肿瘤大小	双侧	瘢痕	创伤小	疼痛少
经胸乳	★★★	★★★★	★	★★	★	★
经腋窝	★★	★★★		★★	★★	★★★
经口腔前庭	★★★★	★★	★	★★★★	★★★	★★
经颏下前庭	★★★★	★★★	★	★★★	★★★★	★★★★

甲状腺内镜手术的最大优点就是术后颈部无瘢痕，这比较适合对美容要求较高的年轻人。在内镜甲状腺手术开展比较成熟的医院，其手术的彻底性和安全性不低于传统开放式手术。但甲状腺肿瘤侵犯周围重要器官组织（如肿瘤侵犯气管、食管、喉返神经、颈动脉、颈静脉等），或者有广泛的颈侧区淋巴结转移，抑或患者年龄较大、伴有严重基础性疾病者，一般应选择传统开放式手术。

（罗勋鹏　刘新杰）

20

怎么选择甲状腺肿瘤的内镜手术？

21 甲状腺内镜手术的种类与 好处有哪些?

　　经过 20 多年的发展,我国甲状腺内镜手术已取得较大成就,多种手术方式快速发展且又各具特色。那么,目前临床上普遍开展的甲状腺内镜手术种类有哪些,各种术式有何特点,患者又能从中获得哪些好处呢?

甲状腺内镜手术的种类

　　甲状腺内镜手术虽然开展时间短,但在以往内镜手术的基础上发展非常迅速,已经形成了一系列成熟的手术方式。目前,已有的甲状腺内镜手术方式很多,最常见的有:经胸乳入路内镜手术(从下到上);经口腔前庭入路内镜手术(由上到下);经腋窝入路内镜手术(由外到内)。除此以外,还有一些通过这三种手术方式演变而来的方法,能够获得更好的美容或微创效果。比如,经全乳

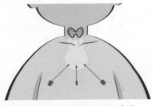
经胸乳内镜甲状腺手术

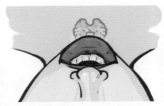
经口腔前庭内镜甲状腺手术
甲状腺内镜手术的多元化入路

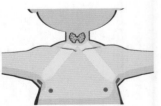
经腋窝内镜甲状腺手术

晕入路手术、经口颏下入路手术、经锁骨下入路手术等。同时,为了手术的彻底性,还有采用多种入路联合手术的术式。此外,机器人内镜手术也在逐渐开展,但因费用较高,当前接受度较低。

🦋 内镜手术的优缺点

内镜手术的最大优势是转移了手术瘢痕,让颈部保留了原来的完美。除了美容效果外,内镜手术还有其他优点:①内镜的放大效果。内镜手术是在一台放大的摄像机下操作的,看到的东西会更清晰,操作起来也会更细致。从这一点来说,内镜手术也可被称为微创手术。②因为颈部没有瘢痕,吞咽不适的感觉会好很多。

内镜手术的缺点:①操作器械有限。多数内镜手术只能用两把器械操作,而开放式手术一般可以有 4~6 把器械同时参与操作,所以内镜手术难以处理复杂情况。若术前评估不足或术中遇到复杂情况,需要改成开放式手术才能继续完成操作。②皮肤麻木感的发生率有时比开放式手术更高。这与内镜手术需要创建更大的腔隙去操作有关。皮肤麻木感的发生比例不高,一般也不会有明显不适感,只有在活动或触摸这部分皮肤时才会感觉出来。③内镜手术过程中有可能会发生气体进入血管的情况。有部分内镜手术是利用充气来维持空间的,就像吹气球一样。手术过程中,如果有大的血管破裂,压力较高的气体就可能通过血管的破口,进入血液循环,从而导致栓塞。现在,有很多改良为无充气的内镜手术,其中一个目的就是避免气体栓塞的发生。

🦋 内镜手术方式的具体选择

内镜手术方式多种多样,究竟哪种适合自己呢?患者可以通过了解不同内镜手术的特点,并结合自己的需求,来决定做哪种内镜手术。

瘢痕

经口腔前庭入路内镜手术是最完美的颈部无瘢痕手术,口内三条瘢痕长度为 0.5~1.5 cm,瘢痕隐藏在嘴巴里,体表完全无痕;经腋窝入路内镜手术的瘢痕隐藏在腋窝皮肤褶皱里,长度为 4~6 cm(免充气式)或 0.5~1.5 cm(充气式),因腋窝皮肤张力小,瘢痕不易增生,非常隐蔽;经胸乳入路内镜手术大规模开展最早、成熟度最高,三条瘢痕长度为 0.5~1.5 cm,其中一条胸骨旁切口瘢痕容易增生。目前,改良的全乳晕入路的手术瘢痕均在乳晕边缘,非常隐蔽。

手术范围

经口腔的内镜手术可以更彻底地治疗一般的甲状腺癌。如果术前评估甲状腺周围有淋巴结转移而患者又对美容要求很高,可以建议做经口腔前庭入路内镜手术或改良的经口入路内镜手术,如经口颏下入路、无充气全颏下入路等。经胸乳入路内镜手术是目前唯一能够顺利开展甲状腺癌扩大切除的手术方式,但胸乳入路等自下而上的手术方式在处理胸骨后方较深部位的淋巴结上会有困难。由此衍生出的经口、经乳晕联合入路的手术方法可以做到无死角的根治。不过联合入路手术操作复杂,创伤可能更大,当前普及程度并不高。经腋窝入路内镜手术目前仅能开展单侧甲状腺手术,少数手术医生在经过改良手术方法后可以做双侧甲状腺手术,但尚不能做扩大根治手术。

气体相关风险

多数经胸乳入路内镜手术和经口腔入路内镜手术因为需要充气,所以存在气体栓塞等相关风险。但部分术者经过改良手术后也可以不充气手术,从而规避该风险。经腋窝入路内镜手术不需要充气,所以无气体相关风险。

术后不适感

刚做完手术,舒适度较高的是经腋窝入路和经胸乳入路手术的患者。而经口入路手术的患者术后进食会有一定影响,所以舒适度不及前两种。目前,改良的经颏下手术可以保证术后进食不受影响,但颏下会留瘢痕。关于术后皮肤麻木,经胸乳入路内镜手术可能发生胸壁区皮肤麻木;经腋窝入路内镜手术可能发生锁骨周围皮肤麻木;经口腔入路内镜手术可能发生下巴周围皮肤麻木。

其他

除以上情况外,经口腔入路内镜手术需要通过口腔,该区域为有菌区域,可导致感染风险增加;经胸乳入路内镜手术后,有部分患者出现乳房内上区域皮肤发硬,这可能为手术后皮下瘢痕所致。

总之,甲状腺内镜手术方式多种多样,但至今并没有一种手术方式是适合所有人的,因此需要医生评估病情后,与患者一起制订适合的手术方式。在病情允许的条件下,选择主刀医生最擅长的手术方式可以相对减少手术并发症。

甲状腺内镜手术的种类及优缺点

甲状腺内镜手术种类	优点	缺点
经胸乳入路甲状腺手术	颈部完全无瘢痕;清扫颈侧区淋巴结相对方便、彻底	前胸壁可能会留有小疤;乳晕至颈部距离相对较长、分离皮瓣面积相对较大
经口腔前庭入路甲状腺手术	体表完全无瘢痕,中央区淋巴结清扫彻底	术后可能存在下巴麻木,颈侧区的Ⅱ或Ⅲ区淋巴结难清扫
经颏下前庭入路甲状腺手术	颈部基本无可见瘢痕;分离皮瓣面积小、创伤小	颈侧区的Ⅱ或Ⅲ区淋巴结难清扫,颏下会有1 cm小疤
经腋窝入路甲状腺手术	颈部完全无瘢痕	腋窝至颈部距离相对较长、分离皮瓣面积相对较大;不方便做对侧甲状腺切除

 小知识

甲状腺内镜手术最大的好处就是术后颈部无瘢痕,其次可以放大甲状旁腺和喉返神经,减少损伤。实际上,手术时总需要有个皮肤切口,只是这个小切口被转移到口腔或颏下、腋窝、乳晕等处,因此也就有了经上述各种入路的甲状腺内镜手术。

（吴贤江　王　成）

22 哪种甲状腺内镜手术能让体表完美无痕？

常规的甲状腺开放式手术是在颈部切开一个 4~10 cm 长的切口，有的术后可能留下明显的瘢痕，导致颈部不适、隐私暴露，从而影响社交，造成心理创伤。为了满足患者对美容的追求，甲状腺内镜手术应运而生。目前，常见的经胸乳入路内镜甲状腺手术和经腋窝入路内镜甲状腺手术后颈部没有瘢痕，但在胸壁、乳晕、腋窝处会留下小的瘢痕。那么，哪一种内镜手术后体表会完全无瘢痕呢？

甲状腺内镜手术

甲状腺内镜手术是在远离患者颈部的位置做隐蔽的小切口（一般 0.5~1.0 cm），建立皮下隧道，利用内镜器械"远程"完成甲状腺手术。内镜手术与传统开放式手术的切除范围和器官功能保护要求是一样的。目前，常用的手术入路主要有口腔前庭或颏下前庭入路、胸乳或全乳晕入路、腋窝入路等。经口腔入路甲状腺内镜手术后，颈部完全无瘢痕，既可治愈甲状腺疾病，还能同时满足患者颈部"美容"的需求。

甲状腺内镜手术的优点

首先，由于内镜的放大作用，在手术中可以更清晰地辨认神经、甲状旁腺、血管、淋巴结等，提升淋巴结清扫的彻底性，并进一步降低甲状旁腺、喉返神经和喉上神经等损伤的概率。其次，内镜手术不切开颈部皮肤和颈阔肌，可保证颈部皮肤的完整性，手术创伤更小，术后恢复更快。最后，不留瘢痕的手术方式还可以保护患者隐私，使其术后外观得到极大改善，大幅提升患者生活质量。

🦋 经口腔入路内镜甲状腺手术的适应证

有较强美容需求且符合以下条件者可以选择这种内镜手术：
- 甲状腺良性肿瘤最大直径≤6 cm。
- 肿瘤直径≤2 cm 的分化型甲状腺癌，未侵犯邻近器官，转移的淋巴结无融合固定。
- Ⅱ度肿大以下的甲状腺功能亢进症。

🦋 经口腔入路内镜甲状腺手术的安全性

经口腔入路内镜甲状腺手术一般都是由熟练掌握传统开放式甲状腺手术的医生来完成，并在经过规范的内镜培训后才能独立开展。手术中采用的显示器会将手术部位的组织放大 5～8 倍，比传统开放式手术中看到的还要清晰，所以术中出血更少，且甲状旁腺和喉返神经损伤也更少，更能体现微创的理念。经验丰富的医生可以充分保证手术的安全性和彻底性。

🦋 经口腔入路内镜甲状腺手术的优点

经口腔前庭入路具备自上而下的视角优势，能够彻底清扫中央区淋巴结，对改善内镜甲状腺癌手术的根治效果和远期预后起到非常重要的作用。此外，经口腔前庭入路内镜手术操作路径相对较短，操作不涉及胸部、乳房、腋窝等部位，术后体表完美无痕。

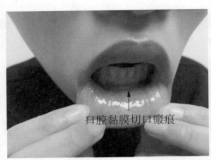

口腔黏膜切口瘢痕

经口腔前庭术后切口

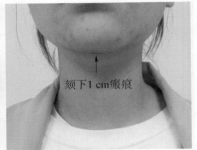

颏下1 cm瘢痕

经颏下前庭术后切口

经口腔前庭内镜甲状腺手术和经颏下前庭内镜甲状腺手术切口选择

📋 **小知识**

　　经口腔前庭内镜甲状腺手术来源于 NOSES（natural orifice specimen extraction surgery）手术理念。NOSES，即经自然腔道手术和取标本，是指利用人体自然腔道（口腔、肛门等）进行内镜手术，手术切除的病变组织从自然腔道取出，从而避免术后体表的手术瘢痕。而甲状腺内镜手术的目的是转移颈部开放式手术的切口，使术后颈部不产生瘢痕。

（郭伯敏　樊友本）

现代科技在医学上的应用得到了快速的发展,机器人手术在外科已逐步开展起来。那么,什么是机器人手术,机器人又怎样做手术? 机器人能做好甲状腺手术吗?

传统甲状腺手术后,患者颈部一般会有一道 6～8 cm 的手术瘢痕。然而,这道瘢痕即便愈合良好,对于部分患者来说,仍然或多或少会影响美观,暴露隐私,且对敏感者还将造成心理阴影,严重者甚至会影响正常的工作和生活。那么,有什么办法可以既能手术根治甲状腺疾患,又能尽量减少或隐匿困扰爱美人士的颈部瘢痕呢? 机器人手术就可以做到。

机器人手术

机器人手术系统是目前世界上最先进的微创外科系统。专科医生可以通过高清三维影像系统,在控制台操控三个高精度且多维度的机械臂,完成相应的手术操作,且"所视所为"能够超越外科医生"人眼"和"人手"的极限。

目前,我国引入机器人手术系统已超过 10 年,累计完成各类外科手术 10 万多例,系统的安全性和实用性得到了广泛的认可。其中,机器人甲状腺手术在国内外也累计开展了 10 多年,发展迅速。研究数据显示,与传统手术相比,机器人手术的美容效果明显,术中出血量小,术后永久性并发症和远期生存率无明显差异。机器人甲状腺手术的应用,既能够满足甲状腺患者美观和隐私的

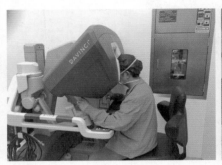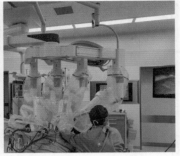

机器人手术操作模式图

（左图为操控平台，右图为手术台）

诉求，又能达到完美性的手术切除效果。

🦋 机器人手术条件

既然机器人甲状腺手术优点如此之多，为什么没有完全取代传统手术呢？这是因为机器人手术比较"挑人"。首先，机器人系统的操作比较"挑医生"。由于系统价格相对昂贵，现在基本仅有中心城市的大型医院能够安装，所以国内能够熟练掌握机器人甲状腺手术技术流程的专科医护团队较少。但是，随着国产机器人手术设备的不断迭代发展，在不久的将来能够大批量装备于临床，这一局面将得到很大的改善。

其次，机器人甲状腺手术比较"挑患者"。一方面，患者对机器人手术的认知还不充分，往往误以为是机器人自主完成手术而心存不安，但实际上这一系统只是一个手术操作的辅助平台，具体手术还是由外科医生操作完成。另一方面，对比传统开放式手术，机器人甲状腺手术适应证相对严格。然而，随着病例和经验的累积，技术边界不断地被打破，即使对于开放式手术技术要求颇高的颈侧区淋巴结清扫，目前也能够通过机器人手术来完成。综合客观评价，当今临床所施行的传统开放式甲状腺手术病例，其中90％可以通过机器人手术来完成。

🦋 机器人手术操作

机器人甲状腺手术主要步骤包括：操作空间的建立，机器人设备的泊位连接和手术具体操作。其中,"隐藏"瘢痕的重要一步就是操作空间的建立。颈部原本没有一个自然的潜在腔隙,这对机器人甲状腺手术而言,几乎是一个"无中生有"的空间魔幻再造。一般来说,机器人甲状腺手术有 4 种入路方式:第 1 种最常用的方法是经双侧乳晕和腋窝途径(bilateral axillo-breast approach, BABA)入路,即在双侧的乳晕和腋下分别做 4 个 0.8 cm 左右的切口,建立皮下隧道,自下而上进入颈阔肌深面的颈前间隙。第 2 种是经口入路,即在下唇内侧做 3 个 0.5～1.0 cm 的小切口,自上而下进入颈阔肌深面的颈前间隙。第 3 种是经腋下入路,即在腋窝做一个 5～6 cm 的切口,经胸锁乳突肌侧方抵达颈前肌群深面间隙。而第 4 种则是经耳后入路,于耳后发际内做倒 U 形切口,自上而下经胸锁乳突肌抵达颈前肌群深面间隙。通过各种入路完成建腔后,置入镜头与机械臂,完成甲状腺手术。其中,BABA 入路能够同时完成左右甲状腺切除,以及左右颈侧区淋巴结清扫,因此运用相对广泛。

机器人外科手术不仅是内镜手术的"升级版",通过放大的三维视野,利用机械臂的自由度和精确度,术中还可以对喉上神经、喉返神经、副神经、颈丛神经及甲状旁腺等重要结构的解剖、游离和保护提供稳定可靠的技术保证。更令人鼓舞的是,当前已有多种新技术尝试融合于机器人手术系统之中,而增强现实(augmented reality, AR)便是其中热门的研究方向之一。通过术前颈部 CT 影像,对甲状腺、气管、食管、动脉及静脉进行三维建模,将虚拟影像叠加于术中真实的画面上,提供手术切除入路的"实时导航"和重要解剖结构分离的"预警机制"。这些新技术的应用无疑将会提升手术的安全性和有效性。

100 多年来的外科手术器械的发展和演进,让我们看见:开放式手术器械发展了外科医生灵巧的双手;内镜手术器械延展了外科医生灵巧的双手;机器人手术系统拓展了外科医生灵巧的双手。

📋 小知识

实际上,机器人甲状腺手术只是利用一套器械操作系统来辅助医生完成手术,机器人操作系统较腹腔镜操作更精细、省力,尤其适用于复杂手术,而目前应用的主要问题是价格较为昂贵。

(严佶祺)

24 甲状腺手术有哪些常见并发症?

甲状腺手术是需要精细操作的"精细活"。纤细的喉返神经和小黄豆大的甲状旁腺是紧贴甲状腺的重要组织结构,在手术中容易受到损伤。因此,甲状腺手术中最常见的两个并发症是喉返神经损伤和甲状旁腺功能减退症,两者的损伤可分别引起声音嘶哑和手足麻木。那么,术中该怎样有效地进行预防和保护呢?

喉返神经的保护技巧

左侧或右侧喉返神经均走行于甲状腺的背侧,沿着气管和食管沟上行,最终进入喉部,支配声带,而这两根纤细的"线"则关系到患者的发声和呼吸。正因为紧贴甲状腺,直径仅 1 mm 左右,且周围有血管伴行、淋巴结和脂肪组织包绕,所以分离时容易受损,如牵拉伤、挤压伤、热传导伤,甚至横断伤。虽然这些损伤多为暂时性的,但也有永久性

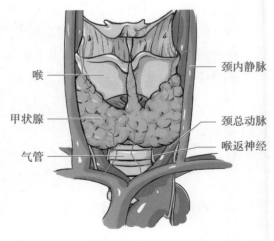

喉

颈内静脉

甲状腺

颈总动脉

气管

喉返神经

甲状腺周围毗邻器官

的损伤。

喉返神经损伤主要表现为一侧受损引起声带活动受限,出现声音嘶哑、低沉等症状;而双侧损伤则更为严重,会导致声门完全闭合,引发失声、严重呼吸困难,甚至窒息。

那么,手术中怎么有效地预防和保护呢?

首先,手术医生须掌握喉返神经的解剖结构,了解常见走行及其变异的特点。医生在术中尽量操作精细、谨慎、轻柔,使用对组织损伤较小的手术器械,最大限度地减少术中出血,避免盲目牵拉、钳夹、电灼。这样可以明显降低神经损伤的风险。

其次,使用喉返神经监测仪,它是保护喉返神经的利器。术中使用探针能快速、准确地定位和辨认喉返神经,从而降低损伤的可能。通过神经电信号的强弱和波形变化来预测神经功能,可以防止神经损伤。对于声音要求较高的患者(如演员、教师、播音员等)和疑难复杂或再次甲状腺手术的患者,术中神经监测尤为重要。神经监测仪犹如大海里的灯塔,时刻协助医生保证患者的手术安全。

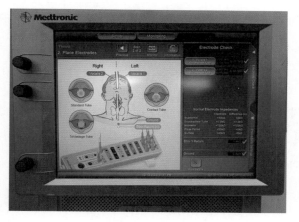

喉返神经监测仪

甲状旁腺的保护技巧

甲状旁腺位于甲状腺背侧,通常只有绿豆大小,且外观与脂肪、淋巴结很相似,极易混淆。虽然甲状旁腺的体积小,但本领却并不小——其分泌的甲状旁腺素可调节机体的血钙水平。甲状旁腺的部位不恒定，其血供的血管纤细、脆弱，在手术时容易损伤。甲状旁腺损伤后常引起低钙血症，诱发手足抽搐和四肢麻木，其暂时性损伤率可高达 10％～20％，永久性损伤率也达 1％～3％。这严重影响了患者术后的生活质量，患者只能通过口服钙片和活性维生素 D，甚至静脉补钙来缓解症状。

那么，术中又是怎样来预防和保护的呢？

首先，肉眼识别是辨别和保护甲状旁腺最常见的手段，也是每一位甲状腺外科医生的基本功。根据常见的解剖部位及外观来辨别甲状旁腺，同时结合精细化被膜解剖技术，可原位保留甲状旁腺及其血供，并明显降低甲状旁腺的损伤概率。

其次，运用示踪剂负显影技术也可帮助预防术中甲状旁腺的损伤。将少许示踪剂（纳米炭或盐酸米托蒽醌）在术前或术中注射入甲状腺组织内，示踪剂将沿着淋巴管染色淋巴结，而甲状旁腺不会被染色，继续保持原来的棕黄色。这样使得两者容易被区分，亦可起到辅助鉴别的作用。另外，还可以使用近红外荧光显像，或者穿刺可疑甲状旁腺体液并采用免疫胶体金试纸法来快速识别。

最后，对异位于甲状腺内部或不能保护血供的甲状旁腺，可主动自体移植。这不仅可以起到"复活"甲状旁腺功能的效果，亦可有效降低术后永久性甲状旁腺功能低下的发生率。

小贴士

甲状腺手术的两个较严重的并发症是喉返神经损伤引起的声音嘶哑和甲状旁腺损伤引起的低钙抽搐。随着科技进步，为了减少喉返神经损伤，手术中可通过喉返神经监测仪，来寻找、定位喉返神经，以减少术中损伤可能；并且，术中还可使用示踪剂［如纳米炭、盐酸米托蒽醌（复他舒）］来示踪淋巴结，负显示甲状旁腺，从而减少甲状旁腺损伤。

（康 杰 伍 波）

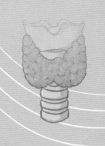

25 如何淡化甲状腺手术后颈部瘢痕？

甲状腺手术常在颈部取领式弧形切口，术后在颈部可能留下明显的瘢痕，从而对社交、工作产生严重影响。那么，颈部瘢痕怎么淡化呢？

美观的甲状腺手术颈部瘢痕

美观的甲状腺手术颈部瘢痕应该符合以下三个特征：

- 呈灰白平软的成熟瘢痕，而不是红色突出的增生性瘢痕。
- 足够细，越细的瘢痕看起来越不明显。
- 顺皮纹，顺皮纹的灰白色细瘢痕更易隐藏于颈部皮纹当中。

若希望甲状腺手术切口能恢复成较美观的"社交无痕"的颈部瘢痕，需要从手术切口设计、缝合技术、术后护理等多个方面来考虑。

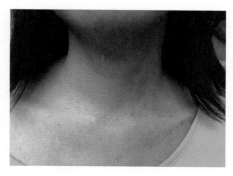

"社交无痕"的甲状腺颈部术后瘢痕

甲状腺手术颈部切口的设计与远位减张美容缝合

手术切口的设计

在进行整形手术时,医生常常需要根据皮肤张力线的情况设计手术切口,顺张力线的瘢痕有利于手术切口的恢复和隐藏。甲状腺疾病治疗需要在颈部进行手术时,应尽量将切口设计为平行于皮肤张力线的方向。在颈前区为横向,侧颈部可设计为"W"形,以防侧颈部纵向出现明显瘢痕,甚至瘢痕增生挛缩畸形。

筋膜层远位减张缝合(内减张技术)

颈根部是一个张力相对较大的部位,尤其是甲状腺术后,为防止手术区粘连,常常需要患者进行各种头颈部拉伸的动作,这又增加了切口的张力。高的张力不仅会使得切口瘢痕逐渐拉宽,还可能出现术后瘢痕增生等问题。在术中关闭切口时,如果能使用慢吸收的可吸收缝线在浅筋膜层进行远位、勾挂真皮的减张缝合,则可有效地减少术后切口张力,降低不良瘢痕的发生率。

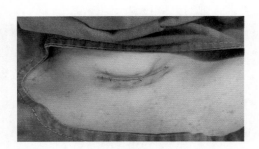

颈根部切口远位减张缝合后

皮肤精细美容缝合

(1)注意无菌、无创(微创)操作。

(2)减张缝合后,皮内采用可吸收缝线进行"心"形缝合。缝合后切口闭合,无明显空腔,组织对合整齐。但需要避免过紧或过密的内缝合,以免影响切口部位的组织血供。

（3）可采用极细的不吸收缝线进行外缝合（6-0 至 7-0 缝线间断缝合或 4-0 至 6-0 缝线皮内连续缝合均可）。外缝合的目的是使表皮、真皮层对合更加整齐，防止皮肤的内翻、外翻、高低不平等状况。外缝合的针距为 5 mm 左右，边距约为 2 mm，打结不宜过紧，以防术后组织肿胀，造成细线对组织的切割效应，遗留缝线瘢痕。

甲状腺手术颈部切口的术前准备及术后护理

术前准备

手术前一天晚上（手术当天早上更好）需沐浴，彻底清洁手术区域皮肤，以减少手术中可能带入的污垢和细菌。由于患者术后切口在拆线以前都需要避水而难以清洁，所以术前的准备就显得格外重要。术前消毒范围需足够、充分，严格注意无菌操作。

换药和拆线

术后 24～48 小时，进行第一次切口换药。此次换药的目的有二：一是检查切口情况，有无血肿、感染迹象；二是清洁切口局部的渗血、渗液、油脂等。渗血、渗液都是细菌的良好培养基，因此需要清理干净。切口缝隙中的血痂可能会造成切口上皮化延迟，增加术后瘢痕的宽度。油脂聚集不但容易促进细菌生长，也是刺激瘢痕增生的可能因素。一般建议每天或隔天使用碘伏为切口消毒换药。

处理切口表面的痂皮。痂皮是由切口内渗血、渗液逐渐干燥后堆积而成的覆盖物。虽然痂皮对切口起到一定的保护作用，但痂皮长时间堆积于切口，不仅会阻碍切口两侧各层组织的生长连接，还易导致痂下积液、积脓等影响切口愈合的情况。因此，建议首先尽可能减少痂皮的形成，这可以通过术后对切口的加压包扎、定期清洁及创造湿性愈合的环境来实现。其次，术后每天可用生理盐水仔细清洁切口表面的渗出，以减少痂皮的形成。另外，尽量在换药时人为去除一些不是很厚、很牢固的结痂，从而保持切口的清洁。

切口缝合后，外线缝合无张力的情况下，3～5 天即可拆线。拆线越早，切口局部的炎症反应越轻，不会遗留难看的缝线瘢痕，并且术后出现瘢痕增生的风险也越小。

拆线 2 天后,切口及缝线切口上皮化均完成,即可开始嘱咐患者清洁切口。此时,患者需要正常清洗皮肤,洗澡时可以用沐浴露,并拿软毛巾轻轻搓洗,将切口外的痂皮、油脂等轻轻搓去。绝大多数患者在术后都不敢清洗切口瘢痕,少数患者甚至在术后 1~2 个月都没有用水清洗过切口,以至于切口瘢痕及周围皮肤表面堆积着厚厚的一层痂皮和污垢。在这种微环境下恢复的瘢痕,其表面细菌数量大大超出正常皮肤,炎性反应明显,而这些都是导致瘢痕增生的重要影响因素。清洗后,待皮肤稍微干爽,即可使用减张产品。建议持续 6 个月使用减张产品,以达到最佳的手术效果。

抗瘢痕产品的使用

减张产品

手术切口瘢痕的抗张力能力远远低于周围皮肤,所以容易受到皮肤张力的牵拉而发生瘢痕变宽、增生等问题。除了术中可以采用减张缝合的方式来内减张之外,术后也可通过减少拉伸的动作、使用 6 个月减张产品,来减少切口周边的皮肤张力(外减张)。

(1)减张胶带:减张胶带,又称"免缝胶带",是一种使用方便的减张材料。该胶带上存在数条平行排列的抗张力丝,垂直贴于切口处之后,抗张力丝可以防止切口受到两侧皮肤向外的牵拉而变宽。此类胶带最早被用于切口的快速免缝合关闭,如今已被广泛用于整形术后的切口减张护理。

减张胶带使用的注意事项如下。

● 尽量以垂直瘢痕的方向粘贴,可以发挥最大的减张作用,若瘢痕形态不规则,粘贴时则尽可能与瘢痕形成一定的角度。

● 一般建议 1~2 天更换一次,每天使用 23 小时以上,若中途沾水或大量出汗影响黏性,需及时更换。

● 更换胶带时,需从两端分别向中间慢慢揭起。

● 粘贴胶带时,可先一端贴于瘢痕周边一侧的皮肤,轻拉胶带后将另一端粘贴于对侧皮肤,或将对侧皮肤向瘢痕处轻推后平贴。

● 粘贴减张胶带不宜牵拉过度、过紧,以免造成张力性水泡或引起瘢痕中央凹陷等情况。

● 若出现胶带过敏反应,轻者可采用间隔粘贴的方式,将每天更换的新胶带贴于中间空隙处,使皮肤有一定休息和适应的时间;严重者则只能放弃使用该项护理措施。

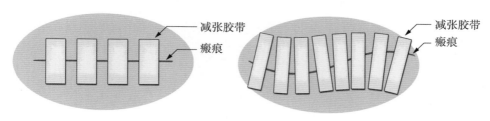

减张胶带的使用

(2)医用皮肤表面缝合器(减张器):医用皮肤表面缝合器,原为"皮肤无针缝合器",是一种粘贴于切口两侧,通过棘条收紧,而使切口无张力对合,从而代替外缝合过程的材料装置。无针缝合器最初设计用于皮肤切口的快速无针闭合,省略了切口的缝合过程,不但可提高医疗效率,而且也能防止术后切口"蜈蚣脚"样缝线瘢痕的发生。

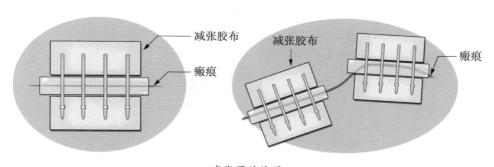

减张器的使用

硅胶类产品或其他抗瘢痕药物

(1)硅酮凝胶或硅胶贴片的作用原理:据文献报道,硅酮凝胶主要通过水合作用(抑制角质层水分蒸发)来发挥抑制瘢痕增生、促进瘢痕成熟的作用。此外,硅酮本身也具有软化瘢痕的作用,临床证实疗效确切,安全有效。

(2)硅酮凝胶的使用方法:在拆线后 2～3 天,切口完全闭合后,用手指取极少量硅酮凝胶,轻薄涂抹在瘢痕处,轻轻涂开,无须按摩。每日 2～3 次,保持瘢痕表面有滋润效果即可。若使用硅胶贴片,则要将其修剪为略宽于瘢痕的长条,直接贴于瘢痕处即可。硅胶类产品需要持续使用 3～6 个月时间。

使用优点:硅酮凝胶类药物不被皮肤吸收,无化学成分,并且其理化特性稳定、安全性好,婴幼儿、孕产妇(包括哺乳期)均可以使用。

(3)其他抗瘢痕药物:复方肝素钠尿囊素凝胶(康瑞保)、积雪苷霜软膏、多磺酸黏多糖乳膏(喜辽妥)、喜辽复修护凝胶等外用药物均可用于瘢痕的淡化。

早期光电治疗

手术后早期就可以采用光电治疗来抑制瘢痕的形成。已有证据表明,手术切口愈合后尽早(1 个月之内)使用靶向血管的强脉冲光和脉冲染料激光治疗,能有效干预瘢痕的形成。而非剥脱及剥脱性点阵激光、离子束等设备也可在术后 1～6 个月内用于干预瘢痕的形成。

饮食禁忌

(1)忌烟酒。

(2)忌辛辣刺激性食物。

(3)忌易导致过敏的食物,特别是过敏性体质的患者。

(4)忌光敏性食物。

其他

(1)生活规律,避免熬夜及高强度的学习、工作压力,以减少皮质醇波动带来的影响。

(2)防晒:优选物理防晒(遮挡),或使用防晒指数 SPF＞30、PA＞＋＋的防晒产品;同时,避免去海边、沙漠、雪山等紫外线强烈的地区,以防切口处色素沉着。

🔅 甲状腺手术"问题"瘢痕的处理

增生性瘢痕

若甲状腺手术颈部瘢痕在术后数月时间内逐渐呈现为红色、凸起,伴有疼痛、瘙痒感，质地比较硬，则被称为"增生性瘢痕"。可以采用糖皮质激素药物注射、光电治疗、硅酮凝胶或硅胶贴片外用等方法予以治疗。如果患者对外观要求较高，且瘢痕距离残余甲状腺组织超过1 cm，则可采用手术切除瘢痕和术后配合放射治疗的方法来抑制瘢痕复发。

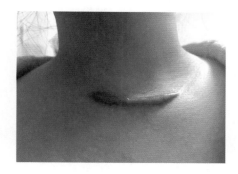

甲状腺颈部手术后增生性瘢痕

瘢痕增生挛缩畸形

增生性瘢痕生长到中后期会出现瘢痕挛缩。颈部淋巴结清扫术后的瘢痕因垂直于颈部纹路，容易产生增生挛缩畸形，往往需要通过手术的方法，加以改善。如果手术时瘢痕仍然呈红色，术后则需配合其他治疗（如放射治疗、药物注射、光电治疗）来抑制瘢痕的复发。

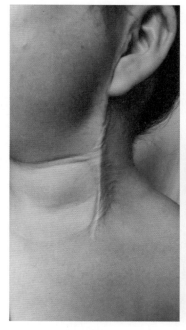

甲状腺颈部手术后瘢痕
增生挛缩畸形

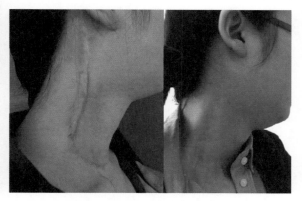

甲状腺颈部手术后瘢痕增生挛缩畸形整形术
（左图为术前，右图为术后）

较明显的成熟瘢痕

若瘢痕已经成熟（变成灰白色），但表现为比较宽的明显瘢痕，可以采用手术整形的方法，使其变为纤细的瘢痕，从而达到美观的目的。

········· 专家 忠告 ·········

爱美之心，人皆有之。甲状腺传统开放式手术后颈部留下的瘢痕是患者非常顾虑的一个因素。那么，怎样减轻甲状腺手术后的瘢痕呢？除了手术医生的缝合技巧外，患者需要注意的是术后早期（一般在术后1周拆线后）就要进行瘢痕护理，包括采用瘢痕减张贴、减轻瘢痕的药物、激光治疗等。

（武晓莉）

26 为什么要尽量选择专科医生做甲状腺肿瘤手术？

一般来说，专科医生在专业理论学习上花费的时间很多，同时在临床专科实践中，也积累了大量的经验教训。因此，他们的手术数量和手术质量有保障，手术一般具有较高的合理性和规范性，并且手术后并发症的发生率一般也会更低。

专科医生具备更加扎实的理论知识

众所周知，医学极其复杂，因此没有任何一个医生能通晓所有疾病的知识。甲状腺疾病的专科医生，其理论和实践都聚焦在甲状腺疾病上，其专业知识的掌握更全面、更深入。例如，针对常见的甲状腺结节是良性还是恶性，需要处理还是不需要处理，以及具体又需要采取哪种方式来处理，专科医生能对此做出更准确的判断，给出更合适的选择。手术是治愈甲状腺肿瘤的关键方法，如何规范、合理地手术就很重要。比如：是做一侧腺叶切除还是全甲状腺切除？是仅进行颈中央区淋巴结清扫，还是加做颈侧区淋巴结清扫？如何精细地保护喉返神经和甲状旁腺？对侵犯气管、食管、大血管、上纵隔的肿瘤，如何科学合理地进行处理？对美容有强烈需求的患者，如何为其提供个体化的甲状腺内镜手术方式？回答这些问题，需要医生具有丰富的专业知识储备。只有专科化、规模化地开展甲状腺疾病诊治，手术医生才有可能拥有扎实的专科理论和先进的手术理念，从而使得手术治疗更规范、彻底，手术并发症更少，术后复发率也更低。

最终，患者能够最大化地从中获益。

 ## 专科医生具备丰富的手术经验

甲状腺手术以精细著称，甲状腺专科医生的操作更加精细化。甲状腺周边的重要结构损伤（如喉上神经或喉返神经损伤、甲状旁腺损伤）会引起呛咳、声音嘶哑、手足麻木，甚至呼吸困难等。甲状腺外科医生通过精细化的手术操作，在手术中最大限度地降低对神经和组织器官不必要的损伤。这样可以使得手术止血和淋巴结清扫更彻底，术后管理和观察处理也更准确。专科化水平高的医生还可以独立做气管切开和护理、甲状腺超声检查及细针穿刺检查等。因此，甲状腺疾病专科化诊治对提高诊疗质量非常重要。

 ## 专科医生诊疗流程更加高效化

甲状腺手术前的检查项目主要包括甲状腺超声、穿刺（选择性）、甲状腺功能及喉镜检查，部分病例还需要进行颈部 CT 检查，其中超声检查在诊断甲状腺疾病中起着至关重要的作用。专科医生一般会在术前对病情进行全面评估，制订最适合的手术方案，再进行手术治疗，从而做到临床诊疗模式的流程化，提高工作效率。

专科医生可减少不当诊治

甲状腺专科医生一般具备系统、全面的理论知识和丰富的临床经验，且对临床相关指南更加熟悉，治疗更加规范、合理，可显著降低误诊、误治的发生率。比如，甲状腺髓样癌可能合并肾上腺和甲状旁腺疾病，而降钙素和癌胚抗原则可以作为肿瘤生物标志物，这样的认知对正确、合理地诊治相关疾病很重要。

 ## 专科医生能提供更好的术后随访

甲状腺结节，特别是甲状腺癌，术后需要口服左甲状腺素钠片进行替代治疗及内分泌抑制治疗；而甲状腺癌术后 TSH 抑制治疗的药物剂量需根据肿瘤复发风险、用药副作用风险等进行动态评估和调整。对此,甲状腺专科医生具有更丰富的经验。

　　总之,甲状腺专科医生更能保障患者在诊治过程中各个环节的质量和安全,从而为患者提供更好的服务。

 小贴士

　　甲状腺肿瘤就诊的临床科室一般包括普通外科、甲状腺外科、头颈外科、肿瘤外科等。患者可根据就诊医院的科室设置来进行选择。

（史亚飞）

第四篇

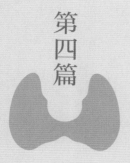

甲状腺肿瘤的非手术或综合辅助治疗

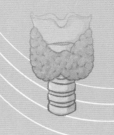

27 甲状腺癌术后怎么调整服药剂量？

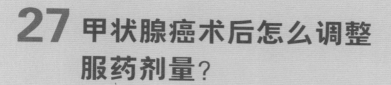

分化型甲状腺癌术后的内分泌抑制治疗是除了手术和核素治疗外的重要治疗手段。它可以减少术后肿瘤的复发和转移，但是服药剂量不当也有可能会产生一定的副作用。那么，该如何科学、合理地动态调整服药剂量呢？

甲状腺癌术后的内分泌抑制治疗

手术切除一侧或双侧甲状腺的患者，术后通常需要口服左甲状腺素钠片（常用的有优甲乐、雷替斯等），以补充缺乏的甲状腺素的生理需要量，避免术后甲状腺功能减退。而对于病理报告证实为分化型甲状腺癌（甲状腺乳头状癌或甲状腺滤泡状癌）的患者，还需要适度增加左甲状腺素钠片的剂量，以抑制垂体释放的促甲状腺激素（TSH）水平，从而降低患者术后疾病复发和转移的风险，提高生存率。上述的治疗方式即为甲状腺术后的内分泌抑制治疗。人工合成的左甲状腺素钠片口服后吸收率高，很快转化为 T_4 和 T_3；而过高的 T_4 和 T_3 会反馈抑制垂体，减少其 TSH 的产生，抑制甲状腺癌细胞的生长。大量的临床研究证实：分化型甲状腺癌较高的复发率不仅与患者年龄、病灶大小、甲状腺外侵犯、淋巴结转移、肺或骨转移、病理类型、基因突变，以及肿瘤 TNM 分期和复发风险分层密切相关，还与彻底的根治手术、必要的 [131]I 治疗和适度的内分泌抑制治疗相关。合理的内分泌抑制治疗可以明显降低术后复发或转移风险，从而改善预后。

内分泌抑制治疗后的跟踪随访

在甲状腺相关参考指标中(包括 T_3、T_4、FT_3、FT_4、TSH、Tg、TgAb、TPOAb 等),TSH 指标是最重要的。如果 TSH 指标未达到合理的范围,则需要逐步调整药量。调整之后,TSH 指标最短在 4 周左右可以达到平衡水平。因此,临床医生一般要求患者在改变药量后的 4~6 周复查。当 TSH 指标达标之后,药量会在一段时间内维持不变。术后 1 年内的患者间隔 2~3 个月复查,术后 2 年内的患者间隔 3~6 个月复查,而术后 5 年内的患者间隔 6~12 个月复查。定期辅以颈部超声,有时甚至需要进行颈部 CT 检查。甲状腺癌比较严重的患者则需要增加随访密度,低危、服药稳定的患者可以适当延长随访间期。

左甲状腺素钠片的服用

左甲状腺素钠片的半衰期是 7 天左右。患者每天早晨服药 1 次即可,尽量清晨空腹顿服,1 小时后进食。左甲状腺素钠片的服用与维生素、滋补品至少间隔 1 小时;与钙片、铁剂、铝剂或其他药物(如降糖药和抗凝药)间隔 2 小时;与奶、豆类食品间隔 4 小时(习惯于或坚持早晨服用牛奶者也可继续早晨服用左甲状腺素钠片,但其用量需要适当加大)。如果确实因工作或生活不便,或与其他早晨服用药物冲突的患者,也可次选晚上入睡前口服。重点提醒的是,患者一定要遵医嘱按时、规律服药,因为如果服药不规律则会导致验血结果不准确,进而使得调药效果的评估也会不准确。偶尔漏服的患者也不用担心,补服的方法是:若漏服 1 天,当晚或第二天早晨补足;若漏服几天,对于年轻人或副作用风险低危的患者,随后几天每日服双倍剂量,直到补足,而对于高龄或副作用风险高危患者,则可少补、不补或咨询医生。

饮食方面,对于甲状腺癌术后的患者,除了 ^{131}I 治疗期间需要严格禁忌碘外,其余时间低碘饮食即可。像海带、紫菜、裙带菜、发菜等含碘量高的海藻类食物尽量不吃或少吃。如果吃的是无碘盐,可以适量食用一些海鱼;如果吃的是加碘盐,则要尽可能不吃高碘食物。

内分泌抑制治疗的一般范围及依据

在患者手术后 1 年内,医生主要依据其临床病理结果,评定疾病的复发风险分层。复发风险的高危(如肿瘤局部侵犯气管、食管、大血管,或发生肺、骨转移,以及 *BRAF - TERT* 双基因突变)、中危和低危(如乳头状癌<1 cm,无外侵,无淋巴结转移和远处转移)分别对应目标 TSH 值范围的<0.1 mU/L、0.1～0.5 mU/L、0.5～2 mU/L。而对于手术后超过 1 年的患者,医生通常根据动态和副作用的双风险分层来划分 TSH 值的目标范围,分别为<0.1 mU/L、0.1～0.5 mU/L、0.5～2 mU/L。即使术前甲状腺癌分期晚、病情重,经过彻底的手术,甚至 [131]I 治疗,若术后 1 年后评估为良好反应(即抑制性 Tg<0.2 μg/L,超声、CT 检查均无复发),服药剂量可适当减少。通过治疗,TSH 水平维持在 0.5～2 mU/L 即可,这尤其对副作用高危(合并严重骨质疏松症或房颤)的患者有益。因此,患者需带好完整的病史资料和化验检查报告,找有经验的甲状腺专科医生进行评估和精细调药。验血后,若 TSH 值不在目标值测定范围内,则需要进行适当的剂量增减。

初治期(1 年内)TSH 抑制治疗目标

TSH 抑制治疗的靶目标（mU/L）	DTC 的复发风险分层				
	高危	中危	低危		
			Tg 低水平	Tg 不可测	腺叶切除
无须考虑副作用风险分层	<0.1	0.1～0.5	0.1～0.5	0.5～2	0.5～2

随访期(1 年后)TSH 抑制治疗目标

TSH 抑制治疗的靶目标（mU/L）		DTC 的动态风险评估			
		良好反应	不确定反应	不完全生化反应	不完全形态反应
副作用风险分层	低危	0.5～2	0.1～0.5	<0.1	<0.1
	中危	0.5～2	0.5～2	0.1～0.5	<0.1
	高危	0.5～2	0.5～2	0.5～2	0.1～0.5

小贴士

　　关于调整内分泌抑制治疗,还有新方法。事实上,要想调整好 TSH 指标并不容易,必须借助专科医生的定期随访。未来可以开发基于电脑软件系统的调药平台来辅助临床。比如,当输入检查报告,软件系统就能自动进行复发、动态和副作用的风险分层,从而协助患者自助式地进行精准的线上调药。

（邓先兆　樊友本　郑元义）

28 哪些患者甲状腺癌手术后需要"喝碘"？

　　李阿姨体检超声意外查出了甲状腺结节，大小约 2.5 cm，经穿刺检查证实为甲状腺乳头状癌，做了甲状腺全切及颈部淋巴结清扫手术。手术很成功，但术后病理报告证实有多个淋巴结转移，出院时外科医生特地推荐她到核医学科就诊评估，进一步做同位素治疗。

　　既然手术都做成功了，为什么还要停药 4 周并隔离 5 天进行[131]I 同位素治疗？"喝碘"治疗是什么？为啥要"喝碘"？怎样"喝碘"？

甲状腺癌的分类

　　近年来，甲状腺癌的发病率迅速增长，主要可分为 4 类。其中，甲状腺乳头状癌最为常见，占全部甲状腺癌的 80%～85%，而甲状腺乳头状癌和甲状腺滤泡状癌合称为分化型甲状腺癌，总占比可达 90%。因此，在没有特别注明的情况下，常说的甲状腺癌通常都是指分化型甲状腺癌，并且其预后大多良好。

甲状腺癌治疗的"三驾马车"

　　说起甲状腺癌的治疗，我们常提到"三驾马车"，即手术治疗、[131]I 治疗及 TSH 抑制治疗。手术治疗是前提和基础，只有经过颈部彻底的手术治疗后，才会考虑[131]I 治疗。[131]I 治疗即为同位素治疗，这是因为[131]I 是一种放射性同位素，它可以精准到达甲状腺组织和甲状腺癌细胞，然后利用其β射线杀死肿瘤细胞及残留的甲状腺组织。[131]I就像一枚核弹头，可以精确击中并摧毁目标。事实上，TSH抑制治疗在手术后的每天都在进行，即每日服用左甲状腺素钠片。

[131]I治疗

[131]I治疗的患者

实际上，甲状腺全切的患者都可考虑做[131]I治疗，但具体情况还需要根据手术后的复发危险度分层（即高危、中危、低危）来评估，并且均需根据每位患者的具体情况来决定是否选择[131]I治疗（清甲、辅助、清灶）。

但是，如果有远处转移（如肺转移、骨转移等），那就必须做[131]I治疗。

[131]I治疗的原因

一是清除术后残留甲状腺。虽然已经做甲状腺全切除术了，但仍有少量肉眼不易看见的甲状腺组织残留，而这点残留组织只有[131]I治疗可以完全清除。因此，若需清除残留的甲状腺组织、降低可能的远期复发概率，则应考虑先进行"清甲"治疗。

二是治疗转移灶或清除潜在的甲状腺癌细胞。若有明确的转移性病灶，但在手术无法切除的情况下，需要做[131]I治疗以"清灶"。同时，在甲状腺球蛋白水平较高且无法判断全身是否有转移性病灶的情况下，也可做[131]I治疗来进一步明确病灶或辅助治疗。总体上，[131]I治疗可以减少肿瘤复发并延长生存时间。

[131]I治疗的科室

由于[131]I是一种放射性同位素，需要特殊的隔离病房，所以一般由核医学科负责实施。

[131]I治疗前的准备

首先，停服左甲状腺素钠片。虽然平时"药不能停"，但[131]I治疗前我们需要停服左甲状腺素钠片3～4周，目的是提高体内的TSH水平，使更多的[131]I

能够进入病灶。这一点对于^{131}I治疗非常重要,因此^{131}I治疗不是随时、随意进行的,患者需要至少提前1个月在核医学科门诊预约。

其次,低碘饮食。为了使^{131}I治疗效果最佳,还要求患者在^{131}I治疗前保持低碘饮食至少2周,包括将含碘盐改成无碘盐、禁食含碘量高的食物(如海产品)、避免服用含有碘的药物(如胺碘酮)等。同时,治疗前1～2个月还要避免做含碘增强造影剂的检查(如增强CT等)。

^{131}I的治疗流程

首先,^{131}I治疗均需要提前预约,在完成上述^{131}I治疗准备后,患者需要住院治疗。住院后,患者还需要完成^{131}I治疗前的一般常规血液检查,以及心电图、颈部超声、胸部CT检查等,而育龄期妇女还要检查血清人绒毛膜促性腺激素(human chorionic gonadotropin,HCG)以排除怀孕。

完成一般检查后,医生会根据每位患者的具体情况给予不同剂量的^{131}I口服溶液。患者喝完这杯无色无味的“药水”后,由于^{131}I的放射性,所以需要在特殊病房隔离观察3～5天。住院治疗期间,部分患者可能会出现脖子肿胀不适、声音嘶哑、腮腺疼痛、胃部不适等症状,若出现上述症状请及时与医生沟通。这些症状大多数为一过性的,对症处理后几天即可好转并消失。此外,住院期间也请注意保持大便通畅。总之,^{131}I同位素治疗与传统的放射治疗和化学治疗不同,其副作用轻微,不会出现掉头发等副作用反应。

在达到国家规定的放射性活度出院标准后,患者即可出院。出院前,通常需要进行全身的碘扫描,以明确^{131}I治疗的预期结果。出院后,虽然放射性活度已经达到国家正常标准,但为了更好地进行放射防护,建议出院后2周内与同住家属保持2米的距离,特别是孕妇及婴幼儿。另外,需要备孕者可在^{131}I治疗后的半年至一年后进行即可。

最后,出院后1～3个月记得到核医学科门诊评估^{131}I治疗的具体疗效,以及是否需要再次进行^{131}I治疗等情况。甲状腺切除术后的残留甲状腺组织通常只要进行一次^{131}I治疗即可,但转移性病灶则可能需要进行多次^{131}I治疗。

 小知识

甲状腺癌一般首选手术治疗,对于复发和转移风险较高的,还需要追加口服^{131}I 进行核素治疗。对于较严重的甲状腺癌,在甲状腺全部切除后,有些患者体内(如颈部手术区域、肺部)可能还会残留癌细胞。因此,应采用特异的^{131}I 治疗来清除、杀死残留癌细胞。这就好比打仗,虽然消灭了敌人的大部队,但可能还会有逃兵,为了防止敌人死灰复燃,须再派一支武装力量对敌人的逃兵进行剿灭。

(沈晨天 罗全勇)

29 什么样的甲状腺癌需要靶向治疗？

分化型甲状腺癌主要以手术治疗、核素治疗和内分泌抑制治疗为主，甲状腺髓样癌无须核素和内分泌治疗，而甲状腺未分化癌疗效极差。近年来，靶向药物治疗成为部分甲状腺癌新的治疗方法。那么，什么样的甲状腺癌需要靶向治疗呢？

甲状腺癌是最常见的内分泌系统肿瘤，且 90% 以上的甲状腺癌为分化型甲状腺癌（DTC）。分化型甲状腺癌在病理学上包括乳头状癌、滤泡状癌和嗜酸细胞癌。大多数早中期的分化型甲状腺癌患者经过以手术为主的局部治疗、^{131}I 治疗和 TSH 替代或抑制治疗等初步治疗后，疾病大多数可以被治愈，且预后良好。因此，甲状腺癌常有"懒癌""幸福癌""不死人的癌症"之称，甚至有少数乐观派建议将甲状腺癌从恶性肿瘤中剔除。然而，在临床工作中，复发、转移或碘抵抗的进展性分化型甲状腺癌、甲状腺髓样癌（MTC）和甲状腺未分化癌（ATC）等难治情形并不少见。这些疾病处置困难，患者预后较差，生存率较低，不容忽视。事实上，这些晚期患者的存在和治疗困难才是制约甲状腺癌生存率难以进一步提升的关键瓶颈，并且也已经成为临床工作的难点和科学研究的热点。

21 世纪以来，随着肿瘤分子病理机制研究的不断突破，以激酶抑制剂为代表的靶向治疗技术应运而生，并且在甲状腺癌治疗领域焕发出强大的生机。当前，以分子诊断和靶向治疗为主要内容的精准诊疗模式，一跃成了甲状腺癌相关临床工作和学术研究中最具活力的前沿，而各种靶向药物也如雨后春笋般不断涌现。多个国家知名机构的研究都证实了靶向治疗对有症状或进展性碘抵抗的难治性分化型甲状腺癌、转移性甲状腺髓样癌和甲状腺未分化癌具有良好疗效和安全性。这使得那些原本无法得到治疗的患者有望从靶向治疗中获益，真可谓"山重水复疑无路，柳暗花明又一村"。

根据美国甲状腺学会（American Thyroid Association，ATA）、美国国立综合癌症网络、中国临床肿瘤学会等多家权威学术机构颁布的指南，推荐出现以下情形的甲状腺癌患者接受靶向治疗。

● 影像学检查认定疾病处于进展状态的^{131}I难治性分化型甲状腺癌、转移性甲状腺髓样癌和甲状腺未分化癌。

● 出现胸闷、疼痛等病情恶化表现的转移性甲状腺癌患者。

● 出现呼吸困难、吞咽困难、咯血等病灶压迫或侵犯重要脏器且危及生命的局部晚期甲状腺癌患者。

研究表明，对于肿瘤负荷较大的患者，倘若等到疾病恶化出现肿瘤相关症状后再启动靶向治疗可能已错过最佳治疗时机，患者可能难以最大限度地从中获益。同样，一般健康状况不佳和对治疗耐受能力较差的患者常常出现对靶向治疗反应不佳、耐受性差的情形。因此，对上述患者而言，应尽早考虑实施靶向治疗，以实现临床获益最大化。有研究证实，仑伐替尼能使65岁以上患者生存期延长。由此可见，年龄不应被视为靶向药物应用的限制性条件。为了使尽可能多的患者获益，治疗决策往往需要在有丰富诊疗经验的中心进行个体化综合评估。

值得注意的是，不良反应常常使患者中断服药、生活质量下降，甚至造成不可逆的器官损伤。通过定期随访观察、适时对症处理、调整药物种类及优化用药方案等措施，尽可能在保证疗效的基础上提高患者对药物的耐受性。此外，已有研究表明，由于耐药性或严重不良反应而更换靶向药物后，患者仍可从新启用的靶向药物治疗中继续获益。

总之，在精准医学时代，应该把握靶向药物治疗的最佳时机，优化诊疗方案，倡导以改善患者预后、提升患者获益、保证患者生活质量为导向的甲状腺癌个体化靶向治疗。

（陈立波　邱　娴）

30 对局部晚期甲状腺癌可以靶向治疗吗?

绝大多数分化型甲状腺癌,经过规范的手术、适度的内分泌抑制治疗和必要的 ^{131}I 治疗后,疗效良好。但是,仍然有少部分甲状腺癌发现或就诊晚,术后复发,病情重,已进展为局部晚期甲状腺癌,上述治疗方法效果不佳。那么,还有其他的治疗方法吗?

对于局部晚期甲状腺癌,肿瘤明显侵犯周围重要器官,如喉返神经、气管、食管、喉、颈部大血管、上纵隔或颈部广泛皮肤肌肉。患者出现声音嘶哑、呼吸不畅、进食困难、巨大肿块溃烂渗血等症状,严重时可危及生命。其中,部分患者肿瘤难以切除或甚至无法切除,是甲状腺癌治疗中的难点和痛点。而甲状腺癌对于放、化疗敏感性低,因此常规的肿瘤放、化疗对甲状腺癌的治疗疗效很差,应用很少。幸运的是,近年来的研究发现,多种国内外靶向治疗药物对甲状腺癌术后碘抵抗的肺转移灶疗效较好。部分难以直接手术的局部晚期甲状腺癌患者术前短期服用靶向治疗药物(即术前新辅助靶向治疗),可以缩小肿瘤病灶,减少肿瘤血供,使得医生术中更容易地分离出所侵犯的大血管、食管、气管及喉等。手术更安全,切除更彻底,避免不必要或过度的器官切除重建。特别是,这能对侵犯的颈动脉进行安全分离,可避免大出血或脑梗,最大限度地保留器官功能,提高术后生活质量。术前新辅助靶向治疗的合理使用,使医生能更多、更好地挽救一些疑难复杂的甲状腺癌患者。

大致流程是,术前需经超声引导下的细针或粗针穿刺明确病理诊断。在颈部增强 CT 或磁共振检查后,诊断考虑为难以直接手术切除的局部晚期甲状腺癌患者(多需经相关多学科讨论)。在患者全身情况较好的情况下,每天服用多靶点激酶抑制剂(multi-target kinase inhibitors,MKI)和肿瘤新生血管抑制剂(如国产盐酸安罗替尼胶囊或甲磺酸阿帕替尼片)等靶向治疗药物。靶向治疗大致为 2～4 个疗程,停药 1～2 周后再进行手术治疗。若经肿瘤多基因检测发现特殊的单基因突变(如 RET 基因突变等),则可以选用相应有效的单靶点药物或联用靶向药。服药期间,患者需复查血常规和肝功能,注意是否并发高血压、白细胞计数下降、胃肠道反应、发热不适、手足综合征等。一般上述副作用反应程度不重,辅以对症治疗会好转。新辅助治疗期间,原来服用的左甲状腺素钠片需继续服用。不同患者对不同靶向治疗药物的反应也不一样,随着研究数据的不断丰富和完善,新辅助靶向治疗的药物和方案也在不断优化中。

如今的分子靶向治疗已成为甲状腺癌继手术治疗、同位素治疗、内分泌抑制治疗这传统三驾马车之后的第 4 种不可或缺的治疗方式,俗称"四轮驱动"。由此,甲状腺癌的治疗便从能有效缓解(遏制或缩小)碘抵抗的难治性甲状腺癌的肺转移病灶的术后辅助治疗,扩大到了术前新辅助靶向治疗。对于难以手术的侵犯颈部大血管或喉、气管、食管的局部晚期甲状腺癌(还包含病理类型少见的甲状腺髓样癌和甲状腺未分化癌),短期使用靶向治疗药物,费用不高,副作用小,还能使肿瘤有所缩小,便于分离切除,减少副损伤,加速术后康复。由此可见,靶向治疗是部分局部晚期甲状腺癌治疗的好武器、好帮手。

 小知识

靶向治疗是在细胞分子水平上针对致癌基因或蛋白设计相应的治疗药物,药物进入细胞内会特异地选择致癌位点,与相应的基因或蛋白结合并发生作用,使肿瘤细胞特异性死亡。因此,分子靶向治疗又被称为"生物导弹"。术前进行短期的靶向药物治疗,可以有助于外科医生将不能手术或难以手术的局部晚期甲状腺癌变为可手术切除的病例。

(樊友本 邓先兆)

31 局部晚期和转移性甲状腺癌患者应如何选择靶向治疗药物?

对于局部晚期甲状腺癌和碘抵抗的转移性甲状腺癌患者,手术治疗和核素治疗的效果都不尽如人意,但近年新发展的一些靶向药物给这类患者带来了希望。那么,应该如何进行靶向治疗呢?

甲状腺细胞的癌变常起始于基因突变,它们好似细胞疯狂生长和迅速增殖的内在"发动机"。同时,为了适应癌细胞对营养的需要,滋养癌细胞的血管便随之大量新生。在一些局部晚期和转移性甲状腺癌患者的救治过程中,常常需要应用靶向药物进行治疗。靶向治疗的原理是:一些靶向药物通过降低基因突变所增强的酪氨酸激酶(靶点)的活性,抑制肿瘤细胞生长;另一些靶向药物还可以与多种受体结合,抑制新生血管的生成,达到"饿死"肿瘤细胞的目的。

因此,靶向药可分为多靶点药物和单靶点药物两类。前者作用广泛,既可以防止肿瘤血管的生成,又可以抑制肿瘤细胞增殖,达到"双管齐下"的效果。比如,治疗^{131}I难治性分化型甲状腺癌的仑伐替尼、索拉非尼、安罗替尼、索凡替尼,以及治疗甲状腺髓样癌的凡德他尼、卡博替尼等。而后者通常具有高选择性,能够强效抑制某一特定变异基因所编码的蛋白。例如,普拉替尼和塞尔帕替尼可以高选择性地作用于 RET 变异激酶(治疗携带 RET 基因融合的^{131}I难治性分化型甲状腺癌或 RET 基因突变的甲状腺髓样癌),维罗非尼作用于 BRAF^{V600E} 突变基因编码的激酶,以及拉罗替尼作用于 NTRK 变异基因编码的激酶等。此外,携带 BRAF^{V600E} 突变的甲状腺未分化癌患者甚至可选用 BRAF^{V600E} 抑制剂达拉非尼联合 MEK 激酶抑制剂曲美替尼进行双靶点联合治疗，从而提升疗效并对抗药物耐受性。

医生常会为需要进行分子靶向治疗的患者安排肿瘤基因分子检测，进而合理选择和应用靶向药物。若能检测出具有药物选择指导作用的特定基因变异，靶向治疗便可以选择相应的单靶点激酶抑制剂进行"精准打击"。单靶点药物治疗能够在疗效更有保证的同时，大大降低毒副作用的发生率及严重程度。在未进行或难以进行基因检测，抑或未检测到具有药物选择指导作用的特定基因变异时，医生通常会建议患者服用多靶点靶向药物。因为它的作用谱广泛，并且疗效对特定基因突变的依赖程度较低，有"散弹打鸟"之效。

与中医将感冒分为风热感冒和风寒感冒进行辨证论治相类似（前者以清热解毒为主，后者则以保暖发汗为主），"同病异治"和"异病同治"正是分子医学时代临床个体化肿瘤治疗实践的真实写照。对于靶向药物治疗，建议患者应在有丰富临床经验的医生指导下，定期进行疗效评估和药物副作用监测，实时调整治疗方案并及时处理药物不良反应，实现疗效的最大化和安全性的最优化。

专家 忠告

　　甲状腺癌的靶向药物治疗是新兴的肿瘤治疗方法，市面上的靶向药物品种较多，对于其具体的选择和应用，应咨询有丰富治疗经验的甲状腺专科医生。

（陈立波　何紫薇）

32 对甲状腺疾病也可以介入治疗吗?

甲状腺疾病的一般治疗方法是药物治疗和传统手术治疗,但对于药物难以控制或手术难以切除者,是否还有其他办法呢? 事实上,对部分甲状腺疾病也可以采用介入治疗。

介入治疗因其具有创伤小、痛苦少、疗效确切等优点,近年来已经成为一种治疗甲状腺疾病的新方法,尤其是对甲状腺功能亢进症和甲状腺肿瘤的治疗效果明显。甲状腺疾病的介入治疗常规包括血管性介入治疗和非血管性介入治疗,前者是指经导管甲状腺动脉栓塞术,后者主要是指 ^{125}I 粒子植入术。

经导管甲状腺动脉栓塞术

目前,经导管甲状腺动脉栓塞术已广泛应用于临床治疗,是一种疗效好、机体损伤小、并发症少的治疗方法。甲状腺是人体血供丰富的器官之一,由双侧甲状腺上动脉和下动脉供血,少数由甲状腺最下动脉参与供血。阻断甲状腺大部分血供可使甲状腺滤泡细胞因缺血、缺氧而萎缩、塌陷,从而发生化学性炎性坏死和纤维化,进而降低(甚至失去)分泌功能。因此,栓塞双侧甲状腺上动脉和一侧下动脉可栓塞 70%~80% 的甲状腺腺体血供。这与甲状腺次全切除的量相当,可以达到术前治疗严重甲亢和局部晚期甲状腺癌以辅助彻底手术的目的。需要注意的是,46% 的甲状腺上动脉起自颈外动脉起始部,其余 29% 起自颈总动脉,25% 起自颈总动脉分叉处,后两种类型与颈内动脉关系较为密切。

因此，在栓塞时，应密切注意有无栓塞剂返流。若栓塞剂进入颅内动脉或眼动脉，会导致严重后果，包括脑梗和失明。

因甲状旁腺的血供来源较多，吻合支丰富，介入栓塞甲状腺动脉时，一般不会引起严重的甲状旁腺功能障碍，但可能有一过性的低钙血症。在选择栓塞颗粒时，请注意：直径 150~250 μm 的栓塞颗粒可栓塞甲状腺细小动脉，会明显引起腺体滤泡的变性、萎缩，栓塞后可造成甲状腺腺体的坏死；而直径 350~400 μm 的颗粒仅能够栓塞较粗大的分支动脉，难以彻底栓塞细小动脉，其导致的栓塞后腺体滤泡变性坏死程度没有前者明显。

甲状腺动脉栓塞治疗的常见并发症包括栓塞后综合征、甲亢危象、异位栓塞、甲状腺及甲状旁腺功能减退症等 4 种。

栓塞后综合征

栓塞后综合征是最常见的并发症，可出现不同程度的体温升高、咽部疼痛、吞咽异物感、声音嘶哑等栓塞后症状。术后给予抗生素预防性抗感染，发热体温低于 38.5 ℃时一般不需处理，体温超过 38.5 ℃时可予以解热镇痛药对症治疗。颈前区疼痛大多出现在术后 1 周，可予以镇痛药对症处理，并且术中经导管注入少量糖皮质激素可减轻水肿和疼痛症状。吞咽异物感、声音嘶哑等症状可能与甲状腺上动脉咽喉部穿支被栓塞有关，可予以雾化等对症治疗，一般几天后症状便会消失。

甲亢危象

甲亢危象是甲状腺动脉栓塞术的严重并发症，表现为发热、出汗、心率加快等症状，严重者可致死。术前常规口服丙基硫氧嘧啶来控制甲亢症状，术中在混悬液中加入地塞米松，术后常规使用抗甲状腺药物及皮质类激素，可有效预防甲亢危象的发生。

异位栓塞

异位栓塞是甲状腺动脉栓塞术最严重的并发症，其与甲状腺血管解剖变异密切相关。误插血管和栓塞剂返流均可使相应的颈内动脉、椎动脉和眼动脉等重要血管异位栓塞，从而引起严重后果。为避免异位栓塞的发生，手术医生应充分了解甲状腺血供情况，并以造影证实。建议使用微导管行超选择性插管，双侧甲状腺上动脉置管以导管头超过环喉动脉为佳;同时,栓塞前注入罂粟碱等血管扩张剂以预防血管痉挛,并在透视下缓慢推注,充分闭塞末梢血管,直至主干血流缓慢滞留,栓塞剂在血管内完全铸形。栓塞完成后,应反复多次冲洗导管,避免造影时附着于导管壁的栓塞颗粒随血流进入异位动脉。

甲状腺及甲状旁腺功能减退症

栓塞中,应尽量避免同时完全栓塞甲状腺上、下动脉的 4 支血管。若有必要,可在栓塞 3 支血管后,部分栓塞第 4 支血管,从而保留部分甲状腺血供和甲状腺功能,避免甲状腺及甲状旁腺功能减退。

^{125}I 粒子植入术

^{125}I 粒子植入术是恶性肿瘤综合治疗的一种有效技术,属于一种近距离内的放射治疗。该方法是以经皮穿刺方式或手术方式将放射性 ^{125}I 粒子植入肿瘤内或可能受肿瘤侵犯的组织内,也可以植入到肿瘤转移的淋巴管道或淋巴结内。^{125}I 粒子在衰变过程中发射出的低剂量 γ 射线会对肿瘤组织进行不间断的持续照射,而这能够杀死不同时期裂变的肿瘤细胞和肿瘤周围乏氧细胞。因此,^{125}I 粒子植入术可以有效地治疗肿瘤,防止肿瘤的复发和转移。

^{125}I 粒子是一种低剂量率的单一微型放射源。该粒子源芯为 ^{125}I 粒子放射性核素的钯丝,包壳为圆柱形密封钛合金管,半衰期为 59.43 天,平均能量为 27～35 keV,辐射距离为 1.7～2.0 cm。肿瘤细胞的杀伤机制总结如下:放射性粒子植入肿瘤内,通过释放大量的 X 线及 γ 射线,可抑制肿瘤细胞的有丝分裂,破坏细胞核的脱氧核糖核酸(deoxyribonucleic acid,DNA)并产生氧自由基,从而持续性杀灭肿瘤细胞,使瘤体缩小,降低肿瘤的转移率,进而可明显改善患者的生活质量,提高生存率。对于甲状腺癌,在 CT 引导下,医生会将数枚 ^{125}I 粒子直接植入甲状腺癌病灶内部,予以内照射杀伤肿瘤细胞。因为这种治疗方式很少影响到肿瘤周围的正常组织,所以一定程度上这也减少了术后相关并发症的发生。对于难以控制的局部晚期甲状腺癌,^{125}I 粒子植入术是一种安全有效的介入治疗方法。

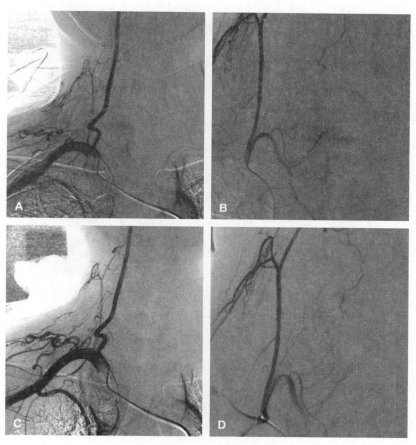

经导管甲状腺动脉栓塞术

(A、B为甲状腺下动脉栓塞前;C、D为甲状腺下动脉栓塞后)

女性患者,58岁,甲状腺癌术后3个月,发现颈部肿物2月入院。分别接受经导管甲状腺动脉栓塞术和^{125}I粒子植入术。

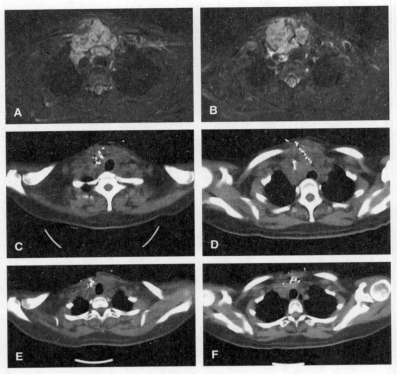

^{125}I粒子植入术

（A、B为术前MRI的T2图像；C、D为碘粒子植入；E、F为半年后复查的图像，显示病灶明显缩小）

📋 小知识

甲状腺肿瘤介入治疗，是在数字减影血管造影（digital subtraction angiography，DSA）机器的引导和监视下，通过人体血管，将穿刺针及穿刺导管等介入器械导入甲状腺病变部位并进行相应治疗（如栓塞）的技术。

（朱悦琦　樊友本）

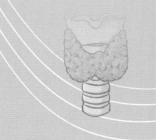

33 对甲状腺微小癌是否可以消融治疗？

甲状腺微小癌，特别是微小乳头状癌，多数进展慢、手术预后较好，因此有患者开始尝试更保守的治疗，如消融治疗。那么，什么是消融治疗，以及消融治疗到底是否可取呢？

甲状腺微小癌是指甲状腺结节瘤体直径＜1 cm 的甲状腺癌，大多数生长缓慢、远处转移发生率低，其病理检查常为乳头状微小癌，且约占甲状腺癌总数的 70％。近年来，超声引导下的甲状腺癌热消融技术正逐步投入临床应用。特别是当患者存在手术禁忌或拒绝外科手术时，热消融技术也逐渐成为治疗甲状腺微小癌的一种选择。但值得注意的是，外科手术仍然是各类甲状腺癌的首选标准治疗方案，因为手术可以更好地清除肿瘤和转移的淋巴结，起到预防甲状腺癌复发及远处转移的作用。

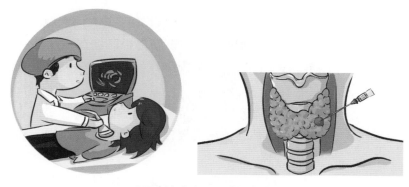

甲状腺肿瘤消融治疗的模式图

目前,热消融技术在各类甲状腺良、恶性结节中的应用越来越多,并已经在甲状腺良性结节的治疗中积累了一定的经验。但是,热消融技术在甲状腺癌治疗中的应用仍然是医学界颇有争议的话题之一。这是因为消融治疗的研究与应用尚处于初始阶段,要想大规模地投入应用还缺少大样本长期随访的循证医学证据。热消融技术包括射频消融、微波消融和激光消融,是通过高温条件,对组织进行破坏,导致组织出现凝固性坏死的新技术。已有临床研究显示,热消融治疗甲状腺微小乳头状癌具备有效性和安全性;甚至国内外的相关指南也将热消融技术列为甲状腺微小乳头状癌的替代疗法。但在采用热消融治疗甲状腺微小癌之前,需要患者与主诊医生进行充分沟通,明白其中利弊,充分考虑后再做出决定。

首先,患者需要了解哪些甲状腺微小癌适合采用热消融治疗。甲状腺微小癌中结节直径＜5 mm 的甲状腺微小乳头状癌或微小滤泡状癌才可以考虑进行热消融治疗。所有超声检查怀疑恶性的甲状腺结节必须接受甲状腺结节穿刺病理学检查。如果病理报告提示高危细胞型乳头状癌(如高细胞癌、岛状细胞癌、柱状细胞癌)、髓样癌或者未分化癌等,则该患者并不适用热消融治疗。因为这些甲状腺癌即使长得小,但病理类型差,复发风险高,容易出现淋巴结或远处转移。

其次,所有接受热消融治疗的患者术前都需要进行专业的甲状腺超声检查,以明确甲状腺微小癌的大小、血管分布,以及与相邻气管、食管、神经的关系。当发现甲状腺癌可能侵犯气管或食管,则该患者不适合进行热消融治疗。特别需要注意的是,热消融前正确判断甲状腺微小癌是否存在颈部淋巴结转移也非常重要。很多患者只关注甲状腺癌的大小,而忽略了有些甲状腺癌虽小,但容易出现淋巴结转移的特质,即"小肿瘤,大转移"。这样的忽视会导致患者盲目选择热消融肿瘤结节,而遗漏已经转移的淋巴结。因此,建议热消融前,通过超声、CT 或 MRI 等检查,明确甲状腺微小癌是否已经存在颈部淋巴结转移。同时,详细的术前检查也有助于术后随访时对甲状腺微小癌的状况进行更精准的评估。

再次,如果甲状腺微小癌位于气管、食管间的"危险三角区",或患者之前已经接受过甲状腺或颈部手术,消融前就需要使用喉镜来进行声带活动情况的评估。

除此之外,以下几种情况的甲状腺微小癌也不建议接受热消融:①检查显示甲状腺癌侵犯包膜；②甲状腺癌距内侧后包膜≤2 mm；③癌灶 6 个月内增大超过 3 mm；④患者存在精神障碍或伸颈障碍，不能配合或耐受热消融手术；⑤凝血功能障碍；⑥癌灶紧邻重要血管或神经，不能通过液体隔离；⑦患者不能耐受麻醉等。

总之，热消融治疗甲状腺微小癌的新技术具有微创、美容、恢复快和保护甲状腺及甲状旁腺功能的特点，因而逐渐受到大众的欢迎。但每项治疗手段都有其长、短处，需要广大读者知晓后再做出正确且慎重的决定。甲状腺癌属恶性肿瘤，从恶性肿瘤的治疗角度来看，热消融治疗可能并不彻底，如遗漏中央区的"隐形"转移淋巴结（超声和 CT 影像均未能发现，但病理上证明有转移）。另外，患者在射频消融后复发肿瘤也会进一步增加手术困难和手术并发症。

---------------- 专家 忠告 ----------------

消融治疗就是在超声引导下将一根探针经皮肤穿至甲状腺肿瘤部位，通过高温，将肿瘤细胞烧灼的一种方法。值得注意的是，恶性肿瘤的特性之一就是扩散转移，最常见的是淋巴结转移。若仅将肿瘤原发灶烧灭，则残留的转移淋巴结仍有可能复发。因此，甲状腺肿瘤的消融治疗应慎重且有选择性地（如部分低危或手术风险大的病例）规范进行。

（朱晨芳）

34 对甲状腺微小癌能否随访观察？

　　甲状腺微小癌指的是肿瘤最大直径＜1 cm 的甲状腺癌。随着超声仪器的进步及超声检查的普及，越来越多的微小癌被早期发现。甲状腺乳头状癌的恶性程度低、手术预后良好。因此，对于部分无明显转移的甲状腺微小乳头状癌，有患者尝试采用密切观察或延迟手术的处理办法。那么，对甲状腺微小癌能否随访观察呢？

甲状腺微小癌随访观察的可能性

　　甲状腺癌大致分为 4 种类型，即乳头状癌、滤泡状癌、髓样癌及未分化癌。我国 95％以上的甲状腺癌是乳头状癌，而绝大多数的甲状腺乳头状癌是一种惰性肿瘤，一般生长缓慢，手术预后良好。基于该特点，日本一家甲状腺医院的医生从 1993 年便开始启动了一项研究：对于确诊为甲状腺微小乳头状癌的患者，给出了立即手术和暂不手术保持动态观察的两种处理策略，由患者自行决定治疗方案。其中，有 1 235 例患者选择了随访观察，中位随访期为 10 年。结果显示，多数患者的肿瘤没有明显变化，仅有 8％的患者肿瘤长大和（或）出现淋巴结转移，进而转为手术治疗。

适用观察的甲状腺癌类型及观察方法

　　当然，并不是所有的甲状腺癌都可以观察，需符合以下条件：病理提示乳头状癌,且肿瘤直径最好<5 mm;细针穿刺细胞学检查没有发现高危细胞型侵袭性病理类型和高危基因突变(如 *BRAF*、*TERT* 突变);肿瘤没有突破甲状腺被膜,位置不靠近神经、气管、食管等重要脏器;颈部超声和增强 CT 没有发现颈部中央区(特别是颈侧区)淋巴结转移征象;患者随访就医方便,依从性好,心理素质好;患者基础疾病多,全身情况较差,对麻醉和手术有较大风险;已怀孕者。

符合以上条件的甲状腺癌患者可以不立即进行手术,但这并不等于不重视,还要积极采取动态观察的方案,即周期性地复查。前 2 年内,患者需每 3～6 个月复查一次甲状腺超声;若肿瘤一直无变化,2 年后可改为每 6 个月至 1 年复查一次;若肿瘤直径较前增大超过 3 mm 以上或颈部出现淋巴结转移,应该及时转为手术治疗。

🦋 甲状腺微小癌动态观察的影响

动态观察不等于任其发展。患者在肿瘤长大 3 mm 或出现颈部淋巴结转移的情况后再选择手术治疗,对预后影响不大。但是,如果患者不方便密切随访,小部分肿瘤则也有可能会迅速进展。

🦋 甲状腺微小癌的观察条件

除了前文所述的肿瘤自身条件(肿瘤局限在甲状腺内,直径最好<5 mm,肿瘤距离后被膜>2 mm,不靠近气管、食管、神经及甲状腺周围被膜,且超声未发现淋巴结转移)以外,还需要结合以下外部因素综合考虑。

外科医生的理念

外科医生必须对微小癌有足够的认知,对术后并发症、复发率、远处转移概率、观察中肿瘤进展概率及进展后的后果等相关知识有充足的预知,同时可以相对客观地跟患者沟通并告知观察与手术的利弊,从而最终让患者选择治疗方案。

有丰富经验的超声医生

鉴别甲状腺结节本身的良、恶性;从各个维度判断肿瘤位置,测量其与周围器官的距离；发现并鉴别颈部淋巴结是否为转移淋巴结。此外，还应该具备甲状腺结节穿刺的能力。

患者本人的认知与周围环境

患者本人要对该疾病有充分的了解，可接受观察，如果多虑则不建议观察；患者能够按要求定期到开展微小癌观察的医疗单位复查随访，接受合理的指导。

综上，符合条件的甲状腺微小乳头状癌的动态观察可作为不能手术或不愿手术患者的一种备选方案。但是，动态观察并不等于不重视。在选择观察期间，患者更应该要到高水平的医疗机构找甲状腺专科医生及有经验的超声医生来评估肿瘤大小、位置、淋巴结性质等，并且一旦肿瘤出现进展后马上进行手术。

> **注意事项**　甲状腺癌，特别是甲状腺乳头状癌，经手术、核素及内分泌抑制治疗后，大多数预后较好。由于甲状腺乳头状癌多数进展较缓慢，对于部分低危且无明显转移的甲状腺微小乳头状癌患者，若其不愿手术或手术风险较大，经甲状腺外科医生评估或多科讨论后，也可以在密切随访下谨慎地进行观察。

（罗　斌　刘安阳）

第五篇

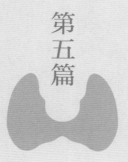

甲状腺的保健与护理

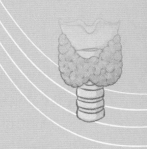

35 如何早发现、早治疗 甲状腺疾病？

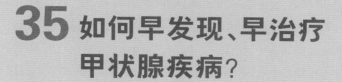

甲状腺疾病，除甲亢的临床表现相对明显以外，一般症状均不明显，容易被忽视。尤其是甲状腺肿瘤，早、中期多数没有明显的症状和体征，通常是在超声体检中偶然发现的。那么，应如何早发现、早治疗甲状腺疾病呢？

在临床上，甲状腺疾病大体可分为三大类：一是甲状腺功能的变化，如甲亢、甲减。二是甲状腺占位性病变，如甲状腺肿大、包块或结节。三是甲状腺炎，如急性甲状腺炎、亚急性甲状腺炎，以及慢性淋巴细胞性甲状腺炎（又称桥本甲状腺炎）。因此，要想尽早发现甲状腺疾病，需要注意是否出现了以下情况。

甲状腺功能亢进症（简称"甲亢"），可分为原发性和继发性，其临床表现基本相同。典型的甲亢患者全身系统均可出现轻重不同的症状。例如，心慌、心跳加快，疲乏、无力，怕热、多汗，多食而消瘦，皮肤温暖、湿润，突眼，情绪激动、易怒或焦虑不安，睡眠较差，男性性功能障碍，女性月经不调甚至影响生育，甲状腺可不肿大或肿大至Ⅲ度。而对于甲状腺功能减退症（简称"甲减"），轻度甲减临床表现并不明显，常在体检或其他疾病检查时才发现。中重度甲减临床表现常有：乏力，行动迟缓，嗜睡，记忆力减退，注意力不集中，怕冷、无汗，体温低，水肿，表情淡漠，毛发稀疏，毛发、皮肤干燥，以及男性胡须生长缓慢等。有上述症状者，建议去医院进行甲状腺功能检查，明确有无甲亢或甲减。

甲状腺占位性病变有甲状腺弥漫性肿大和局部肿物，可以通过自我检查来发现。面对镜子，头部后仰，显露颈部甲状腺的位置，做吞咽动作，观察甲状腺区有无肿大、突出的肿物或其他异常表现；还可以用右手拇指、示指（食指）和中指触摸甲状腺位置，在做吞咽动作的同时感受甲状腺的质地、肿物的大小，以及是否为多发结节。另外，还能通过触摸甲状腺肿物同侧颈部，来判断是否有肿大淋巴结。当然，一般能"看到"或"摸到"的甲状腺结节往往都在 1 cm 以上，而 1 cm 以下的甲状腺结节则主要依靠 B 超进行检查。超声检查无创、便捷、经济、安全，已经成为甲状腺结节检查的首选方法。高分辨率彩色多普勒超声能分辨出直径 2 mm 的甲状腺结节。据文献报道，有经验的超声科医生对于甲状腺结节良、恶性的判断准确率可高达 85%～95%，这也体现出了日常 B 超检查的重要性。

近年来，我国甲状腺癌患者年轻化的趋势明显，甲状腺癌已位列我国 30 岁以下女性恶性肿瘤发病率的第 1 位，所以年轻人也不可以忽视体检。另外，当甲状腺肿物引起局部压迫、声音嘶哑、吞咽困难、咯血、呼吸困难等症状时，就需要立即到医院就诊。而存在甲状腺癌高危因素者则需要尽早进行甲状腺疾病的筛查，具体危险因素包括：儿童或青少年时期有头颈部放射线照射史；全身放射治疗史；甲状腺癌家族史或多发性内分泌肿瘤 2 型（MEN‐2）病史、家族性多发性息肉病史。总之，对于甲状腺占位性病变，B 超检查是首选的筛查项目，可以提早发现甲状腺病变。

急性和亚急性甲状腺炎均有甲状腺区的疼痛、发热，同侧头、面、颈部的放射、牵涉痛，部分患者还有轻度甲亢症状。当有这些症状时，患者就要及时就医，在医生的指导下用药。急性化脓性甲状腺炎往往合并先天性梨状窝瘘，需要外科手术治疗。慢性淋巴细胞性甲状腺炎往往临床症状不明显，部分伴有甲减，这需要再进行甲状腺功能检查才能明确。由于慢性淋巴细胞性甲状腺炎合并甲减会增加孕期不良事件的发生率，所以备孕期女性的甲状腺功能检查很有必要。

综上所述，有甲状腺疾病的相关症状或体征者，应尽早去医院进行甲状腺功能检测和超声检查，以明确有无甲状腺疾病，从而达到尽早治疗疾病的目的。

　　早发现甲状腺疾病的最简单、有效的办法就是定期体检,尤其是进行甲状腺B超和甲状腺功能检查。早治疗甲状腺疾病就是当超声或血液检验报告提示异常时,及时咨询甲状腺专科医生,以获取合理的治疗方案。

（李　圆）

36 如何从生活方式上预防和减少甲状腺癌的发生？

甲状腺癌是内分泌系统中最常见的恶性肿瘤，由于近年来患病率持续上升，甲状腺癌的病因研究也引起了人们的重视。甲状腺癌的发生既与遗传有一定关联，也与环境、生活方式等外部因素相关。那么，如何从生活方式上预防和减少甲状腺癌的发生呢？

遗传

甲状腺癌往往是遗传因素和外部条件共同作用的产物。遗传性甲状腺癌主要包括两大类：遗传性甲状腺髓样癌（hereditary medullary thyroid carcinoma，HMTC）和家族性非髓样甲状腺癌（familial non-medullary thyroid carcinoma，FNMTC）。前者包括多发性内分泌肿瘤 2a 型（multiple endocrine neoplasia-2a，MEN－2a）、多发性内分泌肿瘤 2b 型（multiple endocrine neoplasia-2b，MEN－2b）和家族性甲状腺髓样癌（familial medullary thyroid carcinoma，FMTC）；后者多为甲状腺乳头状癌。遗传性甲状腺髓样癌是一类由原癌基因 *RET* 突变所导致的遗传性病变，而家族性非髓样甲状腺癌目前尚未发现特异性致病基因。早期检查是关键，利用遗传学检测即可找到无症状患者，进行相应治疗。

🦋 辐射

目前,已知甲状腺癌的主要发病原因之一为接触辐射光线,并与最初接触的辐射时长相关。有研究表明,大约9%的甲状腺癌与长期的射线暴露接触相关。甲状腺癌的发生还与接触射线暴露时的年龄相关,童年期颈部辐射史是甲状腺癌的明确原因,所以包括儿童和青少年在内的不同群体,都要减少和防止各种射线辐射。当然,辐射剂量也很重要,当辐射剂量小时,一般影响不大。

🦋 饮食

微量元素虽然在体内含量少,但是其作用大。体内血清硒不足、血铜偏高可增加甲状腺癌的患病概率,碘过高或过低也均可增加甲状腺肿瘤的患病风险。另外,长时间暴露于铅、镉、汞等微量元素也会提高甲状腺癌的患病风险。合理膳食会减少有关甲状腺疾病的发生风险。

🦋 肥胖

肥胖患者中,甲状腺乳头状癌的发病率升高。其中,体质指数(body mass index,BMI)、舒张压、血清甘油三酯(triglyceride,TG)水平是甲状腺乳头状癌发生的独立危险因素。在肥胖患者中,脂肪因子代谢紊乱,尤其是瘦素和肿瘤坏死因子-α,刺激甲状腺细胞异常增殖并抑制其凋亡,最终导致罹患甲状腺乳头状癌的风险显著增加。另外,甲状腺乳头状癌发病率与高密度脂蛋白(high density lipoprotein,HDL)水平呈负相关,与舒张压、甘油三酯水平呈正相关。因此,控制体重、血脂和血压,有助于减少甲状腺癌的患病风险。

总之,预防辐射、限制体重、防控"三高"(即高血压、高血糖、高血脂),以及适当的体育锻炼、科学膳食和保持良好的心理状态,都可以减少甲状腺癌的发病概率。

小贴士

　　良好的生活习惯是避免生病、保持健康的有效方法。凡是不良的生活习惯和生活方式都有可能导致包括甲状腺癌在内的疾病发生。这些不良的生活习惯和生活方式包括但不限于抽烟,酗酒,吃油腻、油炸、腌制或烟熏的食物,偏食(如碘过多或过少),吃夜宵,熬夜,睡眠不足,精神压力大等。

（叶卫东）

37 哪些食物可能与甲状腺疾病有关？

古人云"病从口入"，就是说有些疾病与饮食习惯有关。甲亢患者多数知道不能吃海鲜等含碘食物。那么，还有哪些饮食可能与甲状腺疾病有关呢？

中国自古以来就有"民以食为天"的说法。我国幅员辽阔，物产丰富，饮食种类繁杂，现代社会食物选择多样。如何在日常生活中科学地选择饮食，在获得美味的同时保持身体的健康，是值得研究的课题。许多研究已表明，大多数疾病都与饮食有关。比如，喜爱吃甜食的人糖尿病发病率高出普通人群，长期爱吃辣椒的人痔疮发病率较高，爱吃槟榔的人口腔癌高发，爱吃海鲜、喝啤酒的人患痛风的比例较高。

那么，哪些饮食可能与甲状腺疾病有关呢？首先，我们应该了解甲状腺在体内的作用，甲状腺是体内最大的内分泌器官，其主要作用是分泌甲状腺激素，甲状腺激素在调节人体新陈代谢中起着至关重要的作用。甲状腺产生的两种甲状腺激素是三碘甲状腺原氨酸和四碘甲状腺原氨酸（又称甲状腺素）。碘是合成甲状腺激素的重要营养物质，主要从饮食中获得。在正常饮食情况下，人体每天摄取 $100 \sim 200 \, \mu g$ 碘。除碘以外，参与影响甲状腺激素合成和释放的其他必需营养素还包括硒、铁、维生素 D 等。饮食中这些营养素的改变，会导致甲状腺功能和结构的改变，从而引起各种甲状腺疾病。

🔵 碘与甲状腺疾病

古代大量文字记述了甲状腺疾病,如战国时期就已有关于瘿病的论述。《吕氏春秋·尽数》有言"轻水所,多秃与瘿人",这说明当时已认识到瘿瘤与水土因素相关。"山居多瘿颈,处险而瘿也",由此可以明确得知,古人早已认识到"瘿病"的发病与地理环境、水土因素密切相关。现代科学已获知,地方性甲状腺肿是饮食中含碘元素过少造成的。甲状腺激素的独特性在于其生物学活性的维持需要微量元素碘。在世界上大部分地区,碘是土壤中的稀有成分。因此,食物中含碘稀少。生物在进化中形成了一种复杂的机制来获得和富集这种关键元素。

目前已证实,碘缺乏或过量都会导致甲状腺疾病发病率的增高,并且碘的摄入量与甲状腺疾病的发生呈现"U"形的曲线关系。新中国成立前,由于居住环境和饮食结构差异,很多人缺碘而发生地方性甲状腺肿。后来,随着我国加碘食盐的普遍使用,因缺碘而造成的甲状腺结节的发病率已明显降低。但又正因为加碘盐的广泛使用,近年由碘摄入过多所引发的甲状腺疾病的案例报道也越来越多,尤其在沿海地区其发病率更高。有学者发现,碘超量地区的甲状腺疾病发病率显著高于其他地区。这可能是由于碘含量过高,影响了机体甲状腺激素的合成和分泌,长期摄入过量的碘会诱发自身免疫性甲状腺炎,而其部分原因是高碘化甲状腺球蛋白更具免疫原性。未来要明确碘摄入量影响甲状腺疾病的具体作用机制,还有待更为科学的基础研究,从而为个性化补碘提供依据。因此,根据个体具体情况来决定碘的摄入量才是科学的方法。目前,监测碘含量的方法有很多,尿碘检测已经在我国绝大多数地区开展,且价格低廉,可作为日常摄碘监测的常用方法来指导含碘饮食的摄入。

🔵 含铁、硒饮食与自身免疫性甲状腺疾病

桥本甲状腺炎和 Graves 病是常见的自身免疫性甲状腺疾病。目前,普遍认为遗传易感性、环境因素(包括营养因素)和免疫紊乱会影响自身免疫性甲状腺疾病的发展。

铁缺乏会损害甲状腺的新陈代谢。甲状腺过氧化物酶是一种仅在结合血红素后才变得活跃的血红素酶。自身免疫性甲状腺疾病患者经常由于自身免疫性胃炎而缺铁,这会降低铁的吸收,并引起乳糜泻而导致铁丢失。补充铁剂

或持续摄入含铁食物可恢复血清铁蛋白水平（>100 μg/L），从而延缓自身免疫性甲状腺疾病的进程。

硒元素通过硒蛋白，参与甲状腺的代谢过程。微量元素硒参与甲状腺激素的生物合成，并在自身免疫性甲状腺疾病中发挥重要作用，而硒元素对免疫力的影响机制可能是通过调节活性氧的产生来发挥作用。硒缺乏会使免疫系统紊乱，通过增加过氧化氢，诱导细胞死亡，导致甲状腺细胞被破坏，进一步使甲状腺抗氧化系统功能下降。而补充硒剂可以减少这一过程的发生。因此，补充硒剂或高硒饮食可使患者甲状腺激素及抗体水平得到有效的控制，有助于改善患者的预后。

维生素 D 与甲状腺疾病

人体内多种细胞和组织中维生素 D 受体的发现，使得维生素 D 的骨外作用日趋为人所知。除了经典的钙磷代谢及骨代谢调节作用外，维生素 D 在免疫、内分泌、神经、生殖等多种系统中也具有重要作用。近年来，有学者发现维生素 D 水平与甲状腺疾病也有着密切的关系。

维生素 D 与甲状腺细胞上的维生素 D 受体特异性结合后，通过减少促甲状腺激素受体的数量，抑制甲状腺细胞增生及甲状腺对碘化物的吸收。维生素 D 亦可通过免疫调节作用，影响甲状腺。人类多种免疫细胞（如 T 淋巴细胞、B 淋巴细胞、单核巨噬细胞及树突状细胞）上，均有维生素 D 受体的表达。它会使促炎因子分泌减少，避免炎性因子对甲状腺组织的破坏，同时还可消减机体自身免疫反应，减少免疫球蛋白的产生，从而抑制甲状腺自身抗体的产生。此外，维生素 D 还可调节 T 淋巴细胞的免疫应答，提高机体的免疫耐受性，减轻自身免疫反应所引起的甲状腺功能异常。因此，合理地补充维生素 D，可以减少各种甲状腺疾病的发生，特别是自身免疫性甲状腺疾病。

麸质饮食与甲状腺自身免疫性疾病

一些对麸质过敏的人，在进食含麸质多的食物后会出现腹泻或乳糜泻。患乳糜泻的成年人和儿童其发生甲状腺功能减退症的概率，分别是正常成年人的 4 倍和正常儿童的 6 倍。某些活动性乳糜泻患者甲状腺功能障碍的发生率增加，其原因可能是乳糜泻患者血清中存在组织转谷氨酰胺酶-2

(transglutaminase-2，TGase Ⅱ)IgA 抗体，而抗 TGase Ⅱ抗体结合甲状腺组织中的 TGaseⅡ，会导致甲状腺功能障碍。无麸质饮食可改善甲状腺功能障碍。因此，对麸质过敏的患者，无麸质饮食有可能会减少甲状腺疾病的发生。

地中海饮食与甲状腺疾病

人们日益认识到，饮食习惯可能通过各种机制，影响一些炎症和免疫介导的疾病发生。橄榄油常用于地中海饮食，因其健康益处而闻名，即它可降低癌症、冠心病、高血压及神经退行性疾病的发生风险。这种独特的作用归功于橄榄油中含有强大抗氧化活性的植物化学物质。橄榄叶也含有类似的生物活性化合物。据研究报道，橄榄酚、橄榄油和橄榄叶提取物能够影响甲状腺功能的调节。橄榄衍生物，尤其是橄榄油和橄榄叶提取物，对甲状腺功能有一定的刺激作用。地中海饮食包含了更多的植物性食物，包括豆类、蔬菜、水果及坚果，并低摄入动物性食物，这对甲状腺自身免疫有保护作用。

饮食与甲状腺癌

相关研究初步探索发现，良好的饮食习惯似乎可以降低罹患甲状腺癌的风险。少吃含淀粉及高盐、高脂、高糖的食物，多吃蔬菜、牛奶或奶制品，可能会预防甲状腺癌的发生。但是，此观点还需要进一步的研究加以验证。

小贴士

关于饮食成分与甲状腺疾病的相关性，目前明确的是饮食中含碘过少可能造成地方性甲状腺肿，而碘缺乏或碘过量也会导致甲状腺疾病的发病率增高。另外，硒的缺乏会使免疫系统紊乱，导致甲状腺免疫性疾病的发生。合理的补充维生素 D，可以减少甲状腺疾病的发生，特别是自身免疫性甲状腺疾病。

（张晓毅）

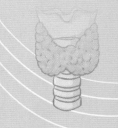

38 糖尿病患者有必要进行甲状腺功能筛查吗？

糖尿病和甲状腺疾病都属于内分泌代谢性疾病。研究表明，甲状腺功能异常在糖尿病患者中是普遍存在的。因此，在1型和2型糖尿病患者中进行甲状腺功能筛查是有必要的。

糖尿病与甲状腺疾病

糖尿病与甲状腺疾病都是常见的内分泌代谢疾病，它们各自对机体的影响已广为人知。而在日常诊疗工作中发现，有相当一部分患者同时患有这两种疾病，那么它们之间是否存在一些关联呢？

糖尿病可分为4种类型。其中，1型糖尿病的重要发病机制之一是自身免疫功能异常。这与自身免疫性甲状腺疾病有类似的发病机制，这就提示它们之间可能存在一定关联。已有研究发现，1型糖尿病的自身免疫功能异常除了影响胰腺外，还可能会影响身体的其他器官，导致其他自身免疫性疾病的产生。最常见的合并症就包括自身免疫性甲状腺疾病，其在1型糖尿病患者中的发生率为15%～30%，是普通人群自身免疫性甲状腺疾病发生率的2～4倍。比如，桥本甲状腺炎在1型糖尿病中的发生率为14%～28%，而Graves病的发生率为0.5%～7%。自身免疫性甲状腺疾病的自身抗体指标主要有甲状腺球蛋白抗体（TgAb）、甲状腺过氧化物酶抗体（TPOAb）和促甲状腺激素受体抗体（TRAb）。这些自身抗体在普通人群中的阳性率为2.9%～4.6%，而在1型糖尿病患者中的阳性率可达 12.1％～23.4％。

 ### 1 型糖尿病与甲状腺功能减退症

自身免疫性甲状腺疾病的常见后果是甲状腺功能减退症(简称"甲减"),而 40％～55％的 1 型糖尿病患者会伴有亚临床甲状腺功能减退症(简称"亚临床甲减")。临床甲减在 1 型糖尿病患者中的发生率为 4％～18％,而在普通人群中仅为 5％～10％。伴有亚临床甲减的 1 型糖尿病患者,尤其是促甲状腺激素(TSH)水平高于 10 mU/L 的患者,发生低血糖和生长发育迟缓的风险均可能提高。甲状腺激素的生理作用包括提高肠道对葡萄糖的吸收,增加肝糖分解,以及加强肝脏对胰岛素的分解。因为这些作用都可导致血糖的升高,所以即使是甲状腺激素水平的轻微降低也可增加低血糖的风险,这也就导致伴发甲减的 1 型糖尿病患者往往有较高的低血糖发生率。而在伴发甲减的 1 型糖尿病患者中,生长迟缓的发生率也与慢性低血糖和甲状腺激素缺乏有关。另外,1 型糖尿病患者的亚临床甲减可能与血脂异常有关。因此,尽早的干预治疗可以减少发生高脂血症和冠心病的风险。

 ### 1 型糖尿病与甲状腺功能亢进症

与甲减相比,甲状腺功能亢进症(简称"甲亢")在 1 型糖尿病患者中较少见。但相对于普通人群而言,甲亢在 1 型糖尿病中的发生率仍然是升高的。有学者认为,1 型糖尿病合并甲亢的患者更容易发生糖尿病急性并发症,如糖尿病酮症酸中毒。甲亢可导致机体对葡萄糖的需求增加,从而导致糖异生和肝糖输出增加,胰岛素敏感性下降,肌肉对葡萄糖的摄取增加,脂肪分解增加,造成整体代谢紊乱。

因此,美国糖尿病协会及国际儿童和青少年糖尿病协会都建议,新诊断的 1 型糖尿病患者应同时检查甲状腺功能和甲状腺自身抗体。若结果都呈阴性,则以后应该至少每 2 年检查一次相关指标。若自身抗体呈阳性,则应该每 6 个月检查一次甲状腺功能。除此之外,每年还应该进行一次甲状腺超声检查。而美国甲状腺学会则建议 1 型糖尿病患者应每年都进行一次甲状腺功能检查。

2 型糖尿病与甲状腺功能减退症

　　2 型糖尿病是糖尿病中最常见的一种。已有大量研究发现，2 型糖尿病患者中甲减的患病率明显增加。以下将以亚临床甲减这种轻度甲减为例来阐述甲减与 2 型糖尿病的关联。

　　综合大量流行病学调查发现，亚临床甲减在 2 型糖尿病患者中的发生率为10.2％，而在普通人群中仅为 4％～9％；2 型糖尿病患者发生亚临床甲减的风险是普通人的 1.93 倍，而发生临床甲减的风险为普通人的 3.45 倍。结果同时发现，2 型糖尿病女性患者发生亚临床甲减的风险是男性的 1.7 倍，且 60 岁以上 2 型糖尿病患者更易发生亚临床甲减。更为重要的是，研究人员还发现亚临床甲减与糖尿病慢性并发症的发生有关，即 2 型糖尿病合并甲减的患者发生糖尿病肾病、糖尿病视网膜病变、糖尿病外周血管病变，以及糖尿病周围神经病变的风险分别提高了 1.74、1.42、1.85 及 1.87 倍。另外，亚临床甲减与高血压、高胆固醇血症有关，这些患者发生代谢综合征、动脉粥样硬化、心血管疾病的风险也会增加。

　　以上数据均表明甲状腺功能异常普遍存在于糖尿病患者中，治疗甲减对糖尿病并发症的防治具有重要意义。二甲双胍是一种安全有效的口服降糖药，并且有研究发现二甲双胍还可降低血清 TSH 水平。因此，2 型糖尿病合并甲减的患者可考虑使用二甲双胍降糖，同时早期使用左甲状腺素钠片替代治疗，从而减少糖尿病慢性并发症的发生。

 ·········· 专家　　忠告 ··········

　　糖尿病患者（1 型和 2 型）可能会伴有甲状腺功能异常，对伴有甲状腺功能异常的糖尿病患者应给予恰当的个体化治疗，同时定期复查甲状腺功能。

（高　　非）

39 糖尿病合并甲状腺疾病 要注意什么？

糖尿病和甲状腺疾病都是临床常见疾病，两者经常会同时发病。那么，当糖尿病合并甲状腺疾病时，需要注意什么呢？

糖尿病和甲状腺疾病是内分泌代谢系统最常见的两种疾病。糖尿病以高血糖为特征，是由于胰岛素分泌缺陷或其生物作用受损，抑或两者兼有而引起的一组代谢性疾病。长期高血糖可导致全身各种组织，特别是眼、肾、心脏、血管、神经的慢性损害和功能障碍。

甲状腺分为左右两叶，其形状就像一只美丽的蝴蝶，它静静地趴在人体气管的前方。尽管重量只有 $20\sim25\,g$，但它是人体内分泌腺体中最大的腺体。甲状腺就像是身体的"发动机"，是人体代谢和精神状况的重要调控器官。它的主要功能是合成和分泌甲状腺激素，甲状腺激素随着血液被运送到身体的各个组织，激发和参与人体的代谢活动，维持人体体温，保证脑、心脏、肌肉及其他器官的正常功能。由此可见，甲状腺影响着身体的每一个部位。当甲状腺出了问题，就会产生甲状腺疾病，如甲亢、甲减、甲状腺炎、甲状腺肿瘤等。

临床上，少部分患者会同时患有糖尿病和甲状腺疾病，而甲状腺功能异常对血糖又有一定影响。甲亢时，机体处于高代谢状态，血糖会升高；甲减时，机体代谢减低，导致血糖会偏低。因此，当糖尿病合并甲亢时，随着甲亢的好转，应注意降糖药物要适当减量，防止血糖过低。当糖尿病合并甲减时，由于甲状腺激素的缺乏，在糖尿病治疗中容易发生低血糖，故降糖药物起始剂量不宜太大，随着甲减的改善再逐渐调整降糖药物的剂量。

此外,新一类的降糖药物胰高血糖素样肽-1(glucagon-like peptide-1, GLP-1)受体激动剂有潜在的致甲状腺髓样癌风险,所以有甲状腺髓样癌病史的糖尿病患者应慎用。

综上,甲状腺功能异常对血糖有一定影响,所以人体"甲亢"或"甲减"时的代谢紊乱会造成血糖变化。鉴于此,当糖尿病合并甲状腺疾病时,需要在医生的帮助下,及时调整降糖药物的类型和剂量。

 小贴士

当糖尿病合并甲状腺疾病时,对并发的甲状腺疾病首先需要精准诊断,再做进一步的专科治疗。

(李 鸣 樊友本)

40 中药在防治甲状腺疾病中有什么作用？

中医和中药是我国传统文化的瑰宝，在维护大众健康方面发挥了重要作用，是疾病防治过程中不可或缺的一部分。那么，中药在防治甲状腺疾病中又有什么作用呢？

甲状腺疾病包括甲状腺功能减退症、甲状腺功能亢进症、甲状腺炎、甲状腺结节、甲状腺癌等。中医古籍中无"甲状腺疾病"的病名记载，一般根据其临床症状与体征，多认为其属于中医学"瘿病""瘿瘤""石瘿"的范畴；对于疾病后期出现脾肾亏虚表现的，还将其归属于"虚劳""虚损"的范畴。中医和中药以整体观念与辨证论治为指导，在治疗甲状腺疾病方面具有一定优势。

🔵 历史沿革

古代医家早在先秦时期就有"瘿病"的记载，《吕氏春秋·尽数》有言"轻水所，多秃与瘿人"，并观察到瘿病的发生与患者所处地理环境有关。隋朝巢元方在《诸病源候论》中开瘿病分类之先河，将瘿病分为血瘿、气瘿、息肉瘿。唐朝孙思邈于《千金要方》提出"石瘿、气瘿、劳瘿、土瘿、忧瘿"的名称。南宋陈言所著的《三因极一病证方论·瘿瘤证治》记载："坚硬不可移者，名曰石瘿；皮色不变，即曰肉瘿；筋脉搏结者，名曰筋瘿；赤脉交错者，名曰血瘿；随忧愁消长者，名曰气瘿。"而南宋严用和则于《重订严氏济生方·瘿瘤瘰疬门》云："夫瘿瘤者，多由喜怒不节，忧思过度，调摄失宜，以致气滞血凝而成瘿瘤。"明朝李梴的《医学入门》曰："瘿、瘤本共一种，皆痰气结成，原因忧恚所生。"清朝林佩琴的《类证治裁》也有"瘿瘤其症属五脏，其原由肝火"的记载。

🌙 病因与病理机制

中医学认为，甲状腺疾病主要是因为情志内伤，饮食、水土失宜，脏腑功能失调及正气不足，以致气滞、痰凝、血瘀壅结颈前而成。

情志内伤

长期忧愁、思虑、抑郁、愤怒等情志失调，造成肝郁气结，肝失条达，肝木乘土，则脾失健运，痰湿内停；或肝郁化火，炼液成痰，痰阻气机，血行不畅为瘀，痰瘀互结，壅结于颈前而成瘿病。故其消长常与情志有关。

饮食及水土失宜

饮食失节，或高山地区，水土失宜，影响脾胃的运化功能及气血的正常运转，水湿聚而生痰，久则生瘀，气滞、痰凝、血瘀壅结颈前，发为瘿病。

外感邪毒

若感受性质为温热的放射线或其他温热邪毒，热邪壅结，蕴久为毒，热毒结于颈前而成瘿病。

肝肾不足

先天肝肾不足，或病后产虚，久虚未复，或房劳不节，肝肾之精亏损，虚火上炎，炼液为痰，以及郁怒伤肝，耗伤精血，邪气郁遏，使经络阻塞，结于颈前，而成瘿病。

体质因素

妇女的经、带、胎、产、乳等生理特点与气血有密切关系，当情志内伤、饮食不当、水土失宜时，易引起气郁痰凝、气滞血瘀及肝郁化火等病理变化，故甲状腺疾病多以女性为多发。

总之，甲状腺疾病的发生与肝、脾关系密切，以阴虚为本，气、火、痰、瘀为标。初期多为气机郁滞,津聚痰凝,痰气搏结颈前所致;中晚期则引起血脉瘀阻,气、痰、瘀三者合而为患,以痰凝血瘀为多见。病理性质以实证居多,久病由实致虚,可见气虚、阴虚或虚实夹杂之症候。

中药在甲状腺疾病中的应用

在中医辨证论治的指导下,根据甲状腺疾病的病因与病理机制,临床治疗甲状腺疾病的中药主要可分为疏肝理气、化痰散结、清热解毒、活血化瘀及益气养阴这五类。其中,既有单味中药,也有临床常用经方复方。

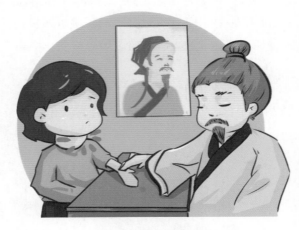

中医药防治甲状腺疾病

疏肝理气类

长期情志失司,肝气失于条达,气滞痰凝,壅结颈前而成瘿,是甲状腺疾病发病的重要机制。因此,历代医家多从肝论治,选用疏肝理气类的药物治疗甲状腺疾病,诸如柴胡、郁金、川楝子、香附、木香、青皮、枳壳等。大量临床研究均证明其对甲状腺结节有明显疗效,可以缩小结节体积,同时还可降低结节恶变的高危因素评分等。其中,柴胡性味苦凉,有疏肝解郁、升阳举气之功效;郁金具有行气解郁、活血止痛的功效,即《本草汇言》所云的"郁金清气痰散瘀血之药也"。有文献报道称,此二者配伍,既能疏调肝胆气机,又能活血消肿、化痰散结,常用于治疗肝郁气滞型的甲状腺疾病。现代药理研究表明,柴胡不仅具有镇静、止痛、抗炎、抗菌、抗肿瘤等药理活性，还具有调节免疫系统活性的作用。经方，如柴胡疏肝散、逍遥丸、四海舒郁丸等，在治疗肝气郁结型瘿病中屡见奇效。

化痰散结类

古语有云："百病多由痰作祟，怪病从痰治。"明朝陈实功在《外科正宗·瘿瘤论》中指出："夫人生瘿瘤之症，非阴阳正气结肿，乃五脏瘀血、浊气、痰滞而成。"因为"痰"这一特殊的病理因素在甲状腺疾病的发病过程中起着重要作用，所以众多医家常选用化痰散结类中药，包括夏枯草、半夏、陈皮、茯苓、山慈菇、海藻、昆布、牡蛎等。其中，夏枯草具有清肝泻火、明目、散结消肿之功效，在甲状腺疾病的治疗中应用较为广泛。《本草求真》云："夏枯草，辛苦微寒。多言散结解热，能愈一切瘰疬湿痹，目珠夜痛等症。"海藻和昆布的化学成分均含有钾、碘等无机盐，对缺碘引起的地方性甲状腺肿大有治疗作用，可改善甲状腺囊肿。相关的动物实验研究表明，海藻对碘缺乏机体的甲状腺滤泡上皮细胞的凋亡数量及 Fas、Bcl-2 蛋白表达有一定影响；且海藻和昆布可改善血液循环，促进 T_4 脱碘转化为生物活性强的 T_3，负反馈抑制 TSH，使肿大的甲状腺缩小。山慈菇具有化痰散结、清热解毒的功效，药理研究证实其具有抗肿瘤和抗菌作用，在临床上治疗甲状腺疾病也取得较好的疗效。牡蛎味咸、微寒，具有软坚散结、重镇安神、潜阳补阴的功效。研究结果显示，牡蛎能使甲状腺肿大模型老鼠的血清 T_3、T_4 含量得到回升，在改善其甲状腺功能的同时，亦可一定程度上改善甲状腺组织形态和细胞增生。经方半夏厚朴汤、海藻玉壶汤等可用于津聚痰凝型甲状腺疾病的治疗，不仅能改善全身症状，还可使其升高的抗体恢复正常，并且缩小结节直径。

清热解毒类

外感热毒，或肝郁日久，气滞痰凝，郁而化火，热邪壅结，蕴久为毒，发为瘿病。由此可见，热毒在瘿病的致病因素中亦有一席之地。临床上，常常有清热解毒类中药应用于甲状腺疾病治疗中，同时注重明辨实邪所居部位而斟酌用药。用药多从肝经入手，热犯肝经，见头晕目眩、烦躁易怒者，当清泻肝火，常用黄芩、连翘、夏枯草、龙胆草、决明子等。黄芩味苦、性寒，具有清热燥湿、泻火解毒的功效。相关药理研究表明：黄芩苷能明显提高小鼠血清 IgM 和 B 淋巴细胞分泌 IgM 水平，并可显著增加血清 IgG 的含量，提升机体的体液免疫功能。连翘有清热解毒、散结消肿之功：《本草逢原》云其"可治项上结核"，药理研究认为其具有明显的抗炎作用，可以降低毛细血管通透性，减少炎性渗出，并能增强炎性渗出细胞的吞噬能力，从而加强机体的防御机能。夏枯草性寒，味苦、辛，具有清热明目、散结消肿的效果，研究显示其具有多靶点、多途径的抗肿瘤和消炎作用。经典清热解毒方剂黄连解毒汤在治疗肝经火热、热毒炽盛所致的甲状腺疾病中，无论是改善临床症状，还是减少肿块体积均有一定疗效。此外，栀子清肝汤与龙胆泻肝丸亦是临床常用方剂。

活血化瘀类

久病必瘀，瘀血阻络始终贯穿甲状腺疾病的病程之中。《杂病源流犀烛·瘿瘤》中所描述的"瘿瘤者，气血凝滞，年数深远，渐长渐大之症"，明确指出了瘿病的发生与气血凝滞有关。故众医家常选用活血化瘀类药物来治疗甲状腺疾病。血瘀比较轻的用丹参、川芎、桃仁、赤芍、当归等；血瘀比较严重的用三棱、莪术、王不留行、急性子等；缠绵难愈者用穿山甲、水蛭、土鳖虫、蜈蚣、露蜂房、白僵蚕、斑蝥等虫类药。其中，具有破血消积的虫类药在治疗甲状腺疾病中独放异彩。穿山甲味咸、微寒，性善走窜，"凡血凝血聚为病皆可开之"，具有活血消癥、软坚散结的功效，可外用治疗顽固性甲状腺肿大、结节。白僵蚕有破瘀消肿、攻毒散结之功，《本草纲目》记载其可"治瘿病"；土鳖虫有破血逐瘀的作用，《长沙药解》云其"善化瘀血"；蜈蚣有攻毒散结的效果。经方血府逐瘀汤、桂枝茯苓丸、小金丸（丹）也常常在甲状腺疾病治疗中多有应用，且均有一定疗效。

益气养阴类

甲状腺疾病发病初期多表现为实证，久病由实致虚，可见气阴两虚的症候，常见乏力、口干渴、潮热、自汗、盗汗、心悸、烦躁、失眠、脉数等症状。可应用益气养阴类的中药来改善此类症状，临床多选择黄芪、女贞子、南北沙参、五味子、麦冬、党参、太子参、西洋参、石斛等。黄芪是一味具有补气固表作用的中药，其有效成分包括多糖类、皂苷类、黄酮类等。黄芪皂苷不仅可以调控免疫系统，而且具有显著的抗炎作用。有研究表明，黄芪能够降低血清 T_3 和 T_4 的含量，并且改善甲状腺功能。五味子具有收敛固涩、益气生津之功效，药理研究证实其具有增强机体免疫功能、抗氧化、抗衰老及抗肿瘤的作用。沙参具有滋阴生津、补气化痰的功效,含有β-谷甾醇、三萜类、多糖类等多种有效成分,药理研究证实沙参多糖可增强机体非特异性免疫功能,还起着明显升高白细胞计数和抗辐射的作用。麦冬可养阴生津,相关的药理研究也表明其具有较强的抗炎和增强免疫力的作用。此外,多项研究均显示,益气养阴类中药在减少甲状腺自身抗体、抑制甲状腺自身免疫性炎症、改善机体免疫功能、调节 T 淋巴细胞及其亚群失衡、减少自身淋巴细胞对甲状腺细胞的破坏、保护甲状腺功能等方面均展现出了突出疗效。临床中,生脉散、沙参麦冬汤、当归六黄汤、贞芪扶正颗粒(胶囊)在甲状腺疾病的治疗中常常具有良好的功效。

综上所述,中医药在辨证论治原则的指导下,治疗甲状腺疾病确有疗效,且安全性好,毒副作用小,发挥了我国传统中医药在甲状腺疾病治疗方面的作用。随着现代生物技术研究的发展,近年来有越来越多的报道证实了中医药具有免疫调节的作用,展示了中医药多途径、多靶点干预甲状腺疾病发展的机制。鉴于中、西医治疗甲状腺疾病各有优势,具有互补性,临床治疗应发挥中西医结合的特色优势,以进一步提高疗效,满足需要。

 小贴士

　　中药与西药相得益彰,中药历史悠久,在甲状腺疾病的防治上可发挥部分独特的作用,如对免疫性甲状腺疾病(桥本甲状腺炎等)的调节。

(彭文波)

41 甲状腺手术后应怎样护理?

甲状腺癌发病率的明显升高带来了甲状腺手术量的显著增加。鉴于甲状腺具有血供丰富和位于颈部咽喉要道的特点,患者的术后护理具有一定的特殊性。临床上有"三分治疗,七分护理"一说,这表明了护理在疾病治疗和康复中的重要性。高质量的护理对患者的术后康复尤为重要,那么,甲状腺肿瘤术后在住院期间和出院居家时分别有哪些护理注意事项呢?

院内护理

饮食护理

术后当天,特别是术后 6 小时内,需卧床、禁食和禁水(防止麻醉反应呕吐误吸);术后第 1 天,可进食半流质,如稀饭、面条,可食用水果并逐渐过渡到正常饮食;对于进行颈部淋巴结清扫的患者,有时需要无脂或低脂饮食数天,以减少淋巴漏。

运动护理

结合快速康复理念,术后 6 小时内便可以在床上进行主动和被动的肢体活动,如踝泵运动、屈膝运动等;术后 6 小时后,若无不适,可以辅助下床走动和小便,且第一次下床前做好起床"三步曲",即床上坐立 30 秒,床旁坐立 30 秒,床旁站立 30 秒，以防出现体位性低血压。

引流管护理

甲状腺癌手术包括在颈部切除甲状腺与清扫淋巴结，创面容易渗血、出血和渗出淋巴乳糜液，一般需要放置 1 根或几根负压引流管来充分引流。

- 固定好引流管，在穿或脱衣过程中，严防管道滑脱。
- 避免引流管牵拉、折叠、扭曲、受压，保持引流通畅；有时需挤压引流管或冲洗接头，以防止血凝块堵塞。
- 观察并记录好引流液的颜色和引流量，一般球内引流液呈淡红色，每天引流量＜30～100 ml；若引流球内有大量鲜红色引流液较快流入时（引流液＞1/2 引流球体积），或者纱布渗血、颈部肿胀、呼吸急促、嘴唇发绀时，提示出血较多，抑或有活动性出血，很可能为血肿压迫气管，此时需及时呼叫医生和护士，必要时床旁迅速敞开伤口止血。
- 当每天引流量逐渐减少且＜20 ml 时，可以考虑拔除引流管；引流管拔除时间多在术后 2～5 天，而拆线时间一般为术后 5～8 天。

体温监测

术后体温在 38 ℃以内的低度发热均属于正常的吸收热，常由手术应激所致，可多饮温水（忌饮热水以防刺激术区出血），以减轻发热症状，一般无须用药。

术后体温超过 38.5 ℃时，提示可能发生感染，及时告知医生和护士，采取相应的护理措施，如冰袋或使用抗生素。

常见术后并发症管理

若术后咽喉疼痛不适或异物感，多由麻醉时气管插管引起，也可能系颈部手术范围大而影响咽喉所致，可辅助雾化治疗，含服清咽润喉药物来逐渐缓解。

若术后出现饮水呛咳、声音嘶哑或低沉，一般为暂时性的，数周后即可逐渐恢复到正常水平。针对饮水呛咳问题，宜端坐就餐，严重者可食用半流质和固体的食物；针对声音、音调的变化，术后避免大声叫喊和长时间说话，保证充足的休息，可服用甲钴胺（弥可保）之类的营养神经的药物。

若术后颜面部、嘴唇周围、手脚出现麻木感或针刺感，又或者发生手足抽搐时,需及时静脉补钙(特别是双侧甲状腺切除者),并逐渐过渡到口服钙片和活性维生素 D。

 出院居家护理

日常活动和休息

- 保持充足的睡眠与休息,避免参与剧烈的健身锻炼,如搏击、打球、短跑等,从而防止排汗增加造成伤口感染或过度活动牵拉伤口。
- 避免颈部伤口碰到水而发生感染,可选择擦身来替代洗浴。
- 尽量穿宽松舒适的衣服,避免选择紧身套头款式的服装,以防止牵拉伤口。

颈部运动

为有效促进术后康复,需进行适量的颈部活动,以防止伤口愈合过程中纤维组织与周围组织粘连,减少组织挛缩。锻炼方法包括:放松肩部—低头—左右转头—左右偏头—肩部画圈—举手放下,部分动作示范如下图所示。

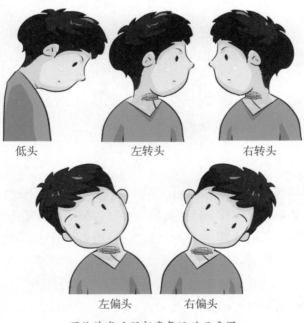

低头　　　　　左转头　　　　　右转头

左偏头　　　　右偏头

甲状腺术后颈部康复运动示意图

做颈部运动期间,不宜过度仰头,避免伤口张力太大,加重瘢痕形成。对于易成疤或有美观需求的患者,可以外用减张抗疤胶带数月。如果颈部淋巴结清扫范围大,术后康复还需要做颈肩上肢的活动,如举手、手爬墙等。

 小贴士

甲状腺传统开放式手术,一般术后5~7天便可拆线,拆线后两三天待针孔闭合,即可沾水。在颈部切口愈合后,最好辅以适当的颈部康复运动。

（冯　笑　伍爱群）

42 甲状腺癌颈部淋巴结清扫术后怎样康复治疗？

手术是治疗甲状腺癌的重要手段。甲状腺癌颈部淋巴结清扫，特别是侧颈部淋巴结清扫需要在颈部分离较大的皮瓣，术后有不少患者出现颈部紧绷感、麻木感、肿胀感。淋巴结转移严重的患者在手术过程中还可能损伤神经，导致术后颈肩部活动受限，甚至出现上肢的感觉和运动障碍。那么，术后应该怎样进行及时的康复治疗呢？

术后的功能障碍

因为甲状腺癌颈部淋巴结清扫手术需要切除许多淋巴结等组织，并且需将颈部肌肉筋膜切开，所以术后局部的颈部组织就会形成瘢痕。此外，术后不少患者由于怕痛而常使颈肩长时间保持一个姿势，会引起颈部瘢痕粘连、吞咽不适、颈椎疼痛、麻木、僵硬、肩活动受限等并发症。因此，患者术后要进行适当的功能锻炼。

术后康复的作用

甲状腺颈部淋巴结清扫术后康复，需要根据不同的手术方式、部位、临床表现及功能评定结果来制订康复方案。个体化的术后功能康复可以减少局部瘢痕粘连，改善吞咽不适的症状，增加颈椎活动的灵活性，治疗肩痛并促进颈肩部软组织平衡,以及改善神经损伤所致的感觉与运动障碍。

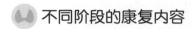

不同阶段的康复内容

- 术后1~3天:鼓励患者尽早下地活动,做吞咽动作,肩肘关节在保护下进行小范围康复训练(主动握拳屈肘,助力举肩等)。
- 术后3~7天:训练颈部肌肉等长与等张收缩,如进行肩上举练习、肩胛骨运动、小范围颈椎活动练习。
- 术后1个月:做颈部瘢痕松解手法、颈椎活动度训练、颈深肌激活训练。
- 术后1~3个月:进行臂—肩—颈组合训练和力量提升训练。

术后颈肩运动的常用方法

颈部运动在拆线前进行小幅度轻度仰头(<30°),左右侧屈颈(<45°)运动;拆线后仰头幅度适度增大(约45°),左右侧屈颈时适当加压,左右旋转。

肩部运动一般在术后1周开始,运动方式包括过顶划圈、握拳屈肘抬肩、耸肩夹后背等。

上肢肿胀的处理方法是进行上肢抬举,在医生指导下进行局部按摩促进淋巴回流,缓解肿胀。

出现颈面部麻木的患者,可以用示指(食指)指腹轻轻叩击麻木部位,用软橡胶或橡皮缓慢来回轻刷麻木部位,必要时使用营养神经的药物(如甲钴胺)治疗。

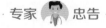
专家 忠告

重视甲状腺癌侧颈部淋巴结清扫术后的康复,能够有效减少患者术后出现的疼痛和麻木,改善颈肩部灵活度,提高患者术后生活质量。同时,康复医学科还能根据不同的病症和病程阶段,为患者制订合理、个性化的康复治疗方案。

(马燕红　麻玉慧)

43 严重的甲状腺肿瘤气管切开后应怎样护理？

甲状腺癌多数生物学行为良好、进展缓慢，但也有一些恶性的甲状腺癌可侵犯喉返神经、气管、喉等周围组织器官。严重侵犯周围组织器官者，有的需要做气管切开术，而气管切开患者的气道护理则是一项挑战性的工作。

甲状腺和气管结构毗邻、关系密切。甲状腺的疾病，特别是甲状腺肿瘤，常会影响气管，甚至引起气管梗阻，导致呼吸困难，即呼吸危象。引起的原因包括：巨大的甲状腺肿瘤长期压迫气管致其狭窄或软化、胸骨后甲状腺肿瘤侵犯气管、甲状腺肿瘤引起的喉返神经麻痹，以及术后出血、喉头水肿等。为此，医生需要在甲状腺肿瘤诊治过程中关注气管情况，尤其是在手术前对气管进行全面的评估，并应采取有效的措施尽早预防呼吸危象。气管切开术主要是针对潜在的或已出现的气管梗阻情况而采用的紧急应对性手术，是甲状腺疾病治疗过程中必不可少的手段之一，也是发生呼吸危象时主要的急救措施之一。

甲状腺肿瘤患者需要气管切开的适应证

患者若出现呼吸危象，即为气管切开术强烈的适应证。如果出现以下情况，建议进行预防性气管切开术：①术前、术中发现或怀疑双侧喉返神经损伤；②巨大的甲状腺肿瘤长期压迫气管引起气管严重软化，或者削除气管壁上肿瘤后发现气管壁菲薄塌陷，而影响麻醉管的拔除；③气管悬吊对预防气管软化引起的呼吸道梗阻有一定作用,但仍应谨慎处理,必要时可同时进行预防性气管切开以加速术后恢复;④较大肿瘤使气管狭窄、移位,且手术时间长、气管旁操作多、出血机会多而增加发生呼吸困难的可能;⑤因肿瘤侵犯气管而切除的气管面积偏大,进行气管修复后仍可能影响呼吸者;⑥单侧喉返神经受侵犯且合并重度阻塞性睡眠呼吸暂停低通气综合征(obstructive sleep apnea hypopnea syndrome,OSAHS)者;⑦甲状腺肿瘤合并严重肺部疾病、肺通气功能差。此外,尚有其他可能引起呼吸困难的情况,临床医生应重视并根据病情予以及时、准确的判断和处理。

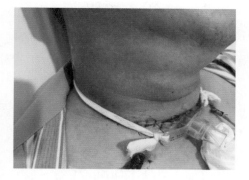

严重的甲状腺肿瘤术中气管切开

气管切开术的过程

多数患者的气管切开是在插管全麻后完成的,少数患者存在插管困难,需在局部麻醉下行气管切开。气管切开时,需要患者平卧、垫肩、头后仰。在颈中下部先行局部浸润麻醉,麻醉生效后横行或纵向切开皮肤,沿颈中白线向两侧分离,显露甲状腺峡部及气管前壁;向上分离或切断甲状腺峡部,清晰显露2～4气管软骨环;尖刀切开气管软骨环,放置气管套管并固定,完成气管切开。局部麻醉下进行气管切开时,需要患者的密切配合,如患者有疼痛不适或不可活动,可通过说话,告知医生补充麻醉。

困难气管切开的应对

部分患者由于颈部粗短、强迫体位不能平卧、肿瘤遮挡气管前方等原因,加剧了气管切开的难度,即所谓的困难气管切开。若能进行气管插管,而后再气管切开,则可以将紧急手术变成常规手术,从而降低不良事件的发生率。在紧急情况下,无法常规进行气管切开时,可采用环甲膜穿刺或切开,即在保证一定通气的情况下进行气管切开,亦可采用横断颈段气管后插管麻醉。气管显露困难时,可进行高位气管切开,从甲状软骨切迹处开始,自上而下沿甲状软骨—环状软骨—气管方向,切开气管前方的组织,包括甲状腺峡部及肿瘤组织等,并且为了便于操作可运用超声刀等设备。肿瘤侵犯气管壁而进行气管部分切除者,若缺损范围较大,可将皮肤与气管断缘间断缝合并造瘘,病情稳定后再进行二期修复。对于无法气管切开且无法完成气管插管的患者,体外循环技术可为患者提供抢救及手术的机会。

气管切开术可能发生的并发症

置管后通气不良

置管后通气不良可能与插入假道、套管阻塞、下呼吸道分泌物堵塞、气管套管内口贴壁等有关,应加强气管护理,保持套管通畅,选用合适的套管。

皮下气肿

皮下气肿可能与组织分离过多、气管切开口过长、皮肤切口缝合过紧等有关,术中勿过多分离周围组织,术后可拆除过紧的缝线。

气胸

气胸可能与颈部过伸而误伤胸膜顶、肺泡破裂等有关,术中向下分离时血管钳勿过于深入,注意保护周围组织,气胸严重时需进行胸腔闭式引流。

出血

出血可能与术中止血不彻底、损伤气管周围血管、套管反复摩擦、套管气囊长时间压迫而引起局部缺血性坏死等有关。比如,损伤较大的动脉,可引起致命性大出血。应熟悉气管周围的解剖结构,术中注意保护血管,通过积极止血,良好固定套管,减少反复摩擦,间断放松气囊等,来减少出血的发生。

脱管

脱管可能与气管切口过大、套管固定不良有关,应采用恰当的气管切口,术后注意良好固定套管。

气管切开术后的护理

术后巡视

除观察患者术后全身反应外,还要定时观察造瘘口周围有无出血及套管通畅度情况。

套管固定

保持套管固定牢靠,防止脱管,减少摩擦;若使用呼吸机,螺纹管摆放的位置要恰当,减少对套管的牵拉;选用舒适度良好的固定带,松紧度以可容纳一两根手指为宜。

造瘘口周围护理

保持局部皮肤清洁,定时更换气管纱布垫,若有潮湿或污染应及时更换;若造瘘口周围渗出多,可予以吸引。

气管护理

按需或持续湿化气管,根据气管分泌物的量给予气管吸引;进行气管修补者,吸引时动作要轻柔,减少吸痰管对气管的刺激;定时放松气囊,减少对气管壁的压迫,若无呼吸机维持等需求,气囊内可不注入气体;若患者使用带内芯的套管,则需每日两三次清洗消毒内套管。

总之,气管切开术在甲状腺肿瘤治疗中具有重要的地位,是保证部分晚期甲状腺肿瘤患者正常呼吸的关键手段,不应盲目抗拒。医生需要术前认真评估患者情况,掌握合理指征,宁松勿紧;术中提高气管切开的技能,减少并发症的发生;术后加强观察和护理,加速患者的康复。

> **注意事项** 关于气管切开后的护理,主要问题是患者出院回家后的护理。关键在于:一要保证气管外套管不要滑脱,颈部系带松紧有度,以能容纳一两个手指为宜;二要保证金属套管不要被痰液堵塞,需要每天将内芯拿出来清洗,及时清除痰液或痰痂。

(朱华明　方　芳　易红良)

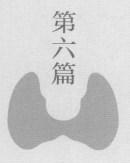

第六篇

甲状腺良性疾病相关问题

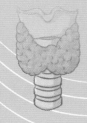

44 得了甲状腺功能亢进症如何合理地选择治疗方法?

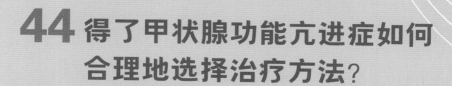

　　甲状腺功能亢进症是内分泌系统的一种较严重的疾病,可影响全身多个系统并引起一系列相关的症状。甲亢的治疗包括口服抗甲亢的药物、^{131}I 治疗及手术治疗,并且每种治疗方案都有选择标准和利害衡量。那么,得了甲亢该如何合理地选择治疗方法呢?

　　原发性甲状腺功能亢进症,又称 Graves 病或毒性弥漫性甲状腺肿,是一种自身免疫性甲状腺疾病。主要病理机制为体内免疫 T 细胞浸润,促甲状腺激素受体抗体(TRAb)持续活化滤泡上皮细胞的促甲状腺激素受体(thyroid stimulating hormone receptor,TSHR),使甲状腺增生,甲状腺素合成和分泌增加,导致甲亢。女性的甲亢患病率为 1%～1.5%,而男性的甲亢患病率是女性的 1/6。

　　甲亢患者往往表现为心慌、怕热、易出汗、食欲亢进、消瘦、易怒、失眠、手抖,严重时出现心衰、肝功能损害。颈部表现为程度不一、对称性、弥漫性的甲状腺肿大,且质地软,表面光滑,无压痛。半数患者还有轻重不一的突眼,严重时畏光、流泪、眼痛、眼睑红肿或挛缩、结膜充血,影响视力。

　　血液检查结果表现为促甲状腺激素(TSH)降低,甲状腺激素(T_3、FT_3、T_4、FT_4)升高,TRAb 升高。另外,甲状腺超声、摄碘功能检查或核素显像也可协助诊断。

　　那么,得了甲亢该如何合理地选择治疗方法呢?

🦋 药物治疗

轻度甲亢,尤其是孕产妇、老年人、新发者,以及碘治疗禁忌者或手术禁忌者,除无碘饮食外,可以通过服用甲巯咪唑(赛治)或丙基硫氧嘧啶,并辅以普萘洛尔(心得安)、升白细胞计数药物等进行治疗。药物治疗需要维持 1 年半以上,其间可能会发生白细胞计数减少和肝功能损害等副作用,因此需定期监测。

🦋 ^{131}I 治疗

门诊一次性口服少量^{131}I(一般无须住院隔离),在甲状腺组织中浓聚后,释放放射性 β 射线,破坏甲状腺组织,减少甲状腺激素的合成和释放。^{131}I 治疗适合中度甲亢、药物过敏或复发及无法手术的患者,而孕产妇并发甲亢和甲亢伴突眼属于碘治疗禁忌。

🦋 手术治疗

手术切除全部或大部分甲状腺,适合巨大的甲状腺肿或严重的甲亢、甲亢伴甲状腺肿压迫气管、胸骨后甲状腺肿伴甲亢、甲亢复发、药物或碘疗效不佳、甲亢伴有严重突眼,以及甲亢合并甲状腺癌者。目前,由于手术技术的显著提升,甲亢的手术并发症明显下降。

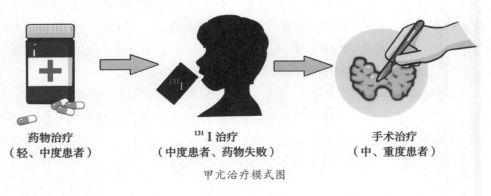

药物治疗　　　　　　　　　^{131}I 治疗　　　　　　　　　手术治疗
(轻、中度患者)　　　(中度患者、药物失败)　　　(中、重度患者)

甲亢治疗模式图

　　甲亢的最佳治疗方案宜根据甲亢的严重程度、是否伴有突眼、既往诊治情况、化验及检查报告等,由内分泌科、甲状腺外科、核医学科等多科共同讨论制订。按照相关指南,结合患者意愿,合理地选择内分泌药物、^{131}I或手术治疗。

（樊友本　李　鸣　高云潮）

45 如何治疗甲状腺功能亢进症并发的突眼？

突眼是较严重甲亢的重要临床表现之一。甲亢并发突眼者,多数发病时间比较久。那么,对甲亢并发的突眼该如何治疗呢?

甲状腺功能亢进症并发突眼的形成

甲状腺功能亢进症并发的突眼,又叫 Graves 眼病。事实上,不仅是甲亢,有些甲减、甲状腺炎症、甲状腺肿瘤,甚至甲状腺功能正常的人也会发生突眼,因此这一类疾病又被称为"甲状腺相关眼病"。甲状腺相关眼病与免疫、遗传和环境因素均相关,主要是由于患者身体的免疫系统在一定程度上偏离了正常运转,并且攻击了自身组织。在正常情况下,人体的免疫系统可以正确辨识自体组织和有害物质。自身免疫性疾病以异常的免疫系统功能为特征,通过产生抗体,攻击人体自身组织而致病。甲状腺相关眼病就是这样一类疾病,它产生的抗体会影响甲状腺和眼周的组织和肌肉,从而导致甲状腺功能异常,以及各种各样的眼部和视力问题。在甲状腺相关眼病中,被攻击的组织主要是眼周肌肉、泪腺和眶内脂肪。

基于以上理论,我们便可以理解一些原本令人困惑的问题。例如,服用抗甲状腺药物、放射性[131]I 或切除甲状腺等治疗方法,虽然可以控制甲状腺疾病,但是对突眼并没有直接治疗作用,因为它们并不能阻止身体的免疫系统对眼部组织的继续攻击。临床医生和科研工作者们也正在为从根本上治愈甲状腺相

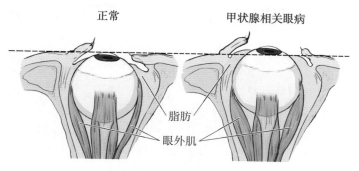

正常　　　　　　　　　甲状腺相关眼病

脂肪
眼外肌

甲状腺相关眼病示意图

关眼病而努力。然而，在研究有突破性进展之前，目前最佳的方案是针对眼部问题进行对症治疗。

甲状腺功能亢进症并发突眼的治疗

　　针对眼部治疗的具体方案，主要取决于患者疾病的分期。甲状腺相关眼病通常是进展性的，常见的初发症状有突眼、眼皮红肿及畏光流泪等症状。症状可能在短期内迅速加重，炎症初期通常会持续 6 个月到 1 年。由眼外肌的水肿导致的复视是该阶段的典型表现，同时增粗的眼外肌会将眼球向前推出，导致突眼外观。在严重的病例中，增粗的眼外肌还会挤压视神经，导致视力下降。有时，甚至需要通过手术，抢救视力。眼睑的肌肉也常常受累及，致使睁眼的程度超过正常人，而且患者的眼睑常常不能完全闭合，特别在睡眠期间该情况尤为明显。与此同时，泪腺炎症会导致泪液分泌功能异常，再加上眼球突出、眼睑

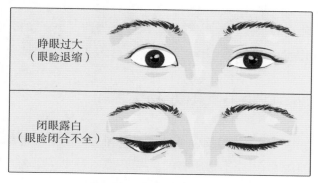

睁眼过大
（眼睑退缩）

闭眼露白
（眼睑闭合不全）

睁眼过大或闭眼露白示意图

闭合不全等多因素联合,常导致干眼,这也是甲状腺相关眼病患者眼部刺激症状的主要原因之一。

对于甲状腺功能维持正常 3~6 个月以上,眼部表现较轻、眼球突出度正常或双眼眼球突出度相差<2 mm 的患者,甲状腺相关眼病初期治疗的主要目的是减轻炎症并保持眼部湿润。因此,建议患者可以白天使用人工泪液滴眼液、晚上使用眼药膏来保证眼表的润湿,从而防止干燥。另一种有效的方法是睡眠时把头部稍抬高,因为这样可以使眼窝中的部分水肿向低处引流,从而减轻清晨醒来时眼部水肿的程度。同时,减少膳食中盐的摄入量也可以帮助控制眶周水肿的程度。有时,炎症在发病初始期就很严重,此时可以使用糖皮质激素治疗、眼眶局部放射治疗、生物制剂靶向治疗等非手术治疗手段,而医生会根据眼病分期、分级的严重程度来确定患者最终的治疗方案。

在大部分甲状腺相关眼病患者中,疾病会在 6 个月到 1 年后趋向平稳,也有部分患者需要更长的时间。进入稳定期后,眼部炎症和水肿将会逐步消退。

在稳定期,医生经常会和患者讨论手术治疗的方案,目的是矫正由疾病造成的各种眼部功能和美容上的缺陷。多数患者要经历分次手术才能解决不同的眼部问题,这不仅需要医生的专业技术,更需要来自患者的勇气和信心。手术治疗的主要目的是维持视神经的功能,以及保护角膜不暴露。然而,随着生活水平的提高,患者对于外观的要求也在提高,恢复眼部的美观现也成为手术治疗的主要目的之一。激素类药物和放射治疗,在甲状腺相关眼病急性期时,对改善软组织炎症及控制疾病的发展是有效的,但对于疾病发展晚期出现的眼外肌和提上睑肌纤维化病变所引起的视神经病变、斜视、眼睑退缩及角膜暴露等没有很好的疗效,必须通过手术,加以治疗。大部分患者术后都能够获得眼部功能和美容上的复原,得到满意的手术效果。当然,每一个案例都是不同的,每位患者都是独立的个体。在手术之前,医生会提前向患者解释其所需要接受的手术,以及相应的预期效果。

🦋 甲状腺功能亢进症并发突眼的手术目标

对于患者和医生来说,都希望手术可以达到最佳的预期目标,但是手术仍存在许多可变的因素,也并不是所有的患者都需要手术。那么,目前的手术治疗都能够解决哪些问题,以及可以为患者带来怎样的效果呢?

第一阶段的手术康复

第一阶段的手术康复是矫正眼球突出，降低眼眶内压力，改善视神经受压迫的状态。该手术是靠移除部分眼眶的脂肪或骨壁，来使得眶内组织可以膨出至眼部颞区或鼻窦内。第一阶段手术通常需要住院3～5天，在全麻下开展，并需要1～3周的时间来康复。手术可以充分回退眼球，使之恢复到正常突出度，其主要风险是可能会发生复视加重。该风险情况通常在术后3～6个月内自行恢复，如果未能恢复，则需在第二阶段手术中矫正。

第二阶段的手术康复

第二阶段的手术康复是针对眼外肌的手术。眼外肌控制眼球运动，甲状腺相关眼病会造成眼外肌的炎症水肿和瘢痕形成，从而导致眼球限制性斜视并产生复视。因此，对于甲状腺相关眼病患者，复视是很常见的症状。第二阶段手术目的是矫正斜视、摆正眼球，从而使双侧眼球在一定程度上恢复协调运动。

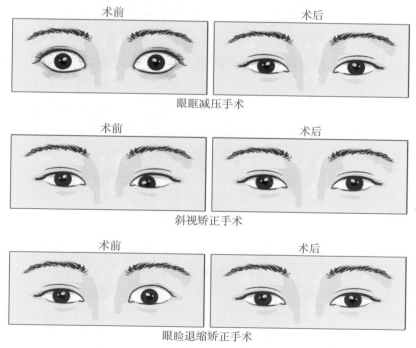

眼眶减压手术

斜视矫正手术

眼睑退缩矫正手术

甲状腺功能亢进症并发突眼的矫正手术方法

手术通常在全麻下实施。通过手术，90％以上的患者可以回到功能眼位的单一视觉，但有时需要多次手术，才能达到目标。

第三阶段的手术康复

第三阶段的手术康复主要是矫正眼睑位置的异常。如前所述，最常见的眼睑异常是眼睑睁开过大或闭合不全，但也有少数患者会出现上睑下垂这一相反的情况。而另一个常见的眼睑异常是内翻倒睫。针对患者不同的眼睑异常，有不同的手术方法可供选择。术后通常都可以恢复到理想的眼睑外观和功能。这些手术通常在局麻下完成。

矫正手术的常见问题答疑

下面针对部分患者经常提出的疑问，进行回答。其中，"甲状腺相关眼病是否有可能在治愈后再次复发"便是常见问题之一。这种状况曾经是出现过的，但是十分少见。大部分情况下，一旦该疾病达到稳定期，进入静止状态，眼眶内炎症和水肿都消退了，就只会留下炎症导致的脂肪及眼外肌纤维化，极少有复发倾向。但是，在部分甲状腺疾病再次复发的患者中，确实存在少数病例的眼病也随之复发。因此，对甲状腺功能和眼部情况的长期随访是非常有必要的。

综上所述，对于甲状腺相关眼病这样一个慢性的自身免疫性疾病，治疗很复杂，常常需要联合应用药物、放疗、手术等多种方法。整个治疗周期很长，有时甚至需要持续1～2年。但是，正如前文所介绍的，甲状腺相关眼病不同时期可能出现的各种问题都有与之相对应的解决办法。所以，得了甲状腺相关眼病并不可怕，医生会和患者一起，积极面对并且科学战胜疾病。

小贴士

甲状腺功能亢进症并发突眼是一种自身免疫性疾病，诊断一般不难，治疗上需要咨询相关的眼科专家医生，以获取有益的治疗信息。

（代子妍　周慧芳）

46 原发性甲状旁腺功能亢进症 合并甲状腺疾病,怎么办?

甲状旁腺位于甲状腺背侧,是人体重要的内分泌器官。原发性甲状旁腺功能亢进症多由甲状旁腺增生和甲状旁腺腺瘤引起。那么,如果甲状旁腺功能亢进症合并甲状腺疾病时,该怎么办呢?

甲状旁腺解剖及功能

甲状旁腺位于甲状腺"旁"(背面),甲状旁腺与甲状腺其实是解剖、代谢、功能完全不同的两个器官。甲状腺疾病和甲状旁腺疾病可以各自单独发生,有时先后或同时发病。甲状旁腺一般有 4 个,上下左右各一,为扁椭圆形小体,棕黄色,形状大小略似黄豆或绿豆大小。甲状旁腺有时贴附于甲状腺侧叶的后缘背膜,有时远离甲状腺背膜一定距离,还有时异位于胸腔上纵隔、食管后、颈动脉外,甚至舌下,偶尔也深藏于甲状腺组织中。但一般情况下,上位甲状旁腺位于甲状腺侧叶后缘中部附近处,下位甲状旁腺则在甲状腺下动脉的附近,约在腺体后部下 1/3 处。

甲状旁腺的主要作用是调节体内钙和磷的代谢,维持血钙平衡。甲状旁腺激素的升高或降低对身体健康的影响非常大。一些原因引起的甲状旁腺激素轻中度升高,会使体内钙和磷的代谢出现紊乱,即可能出现血钙水平的上升、血磷水平的下降,从而导致人体出现骨质疏松、高钙血症等,严重者还会产生腹胀、便秘、记忆力减退、病理性骨折、反复发作的难治性尿路结石与肾结石等疾病。曾有一例收治的患者先后存在上下肢四处骨折,经历过 4 次手术移植自体骨和 5 次肾结石手术。这是明显的"只见树木不见森林"式的误诊、漏诊,给患者带来的痛苦和危害不少,所以千万不可忽视甲状旁腺疾病。

甲状旁腺肿瘤合并甲状腺结节

甲状旁腺腺瘤是一种临床上较为少见的内分泌系统疾病,常可引起原发性甲状旁腺功能亢进症(primary hyperparathyroidism,PHPT)。严重的原发性甲状旁腺功能亢进症具有显著的临床表现,如逐渐加重的全身性弥漫性骨痛、骨骼畸形、容易骨折、泌尿系结石等。但由于其早期表现为非特异性症状,如失眠、抑郁、恶心、食欲减退、肌无力、肌痛、骨质疏松或骨量减少、多饮多尿等,尚未引起患者和医生的足够重视,容易漏诊或误诊。目前,一些原发性甲状旁腺功能亢进症的患者,是在体检化验发现血钙增高之后明确诊断的,即无症状型原发性甲状旁腺功能亢进症。

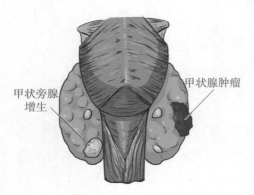

甲状腺肿瘤合并甲状旁腺增生

另一方面,甲状腺良、恶性肿瘤(尤其是微小癌)的临床表现也不明显。据文献报道,原发性甲状旁腺功能亢进症合并甲状腺疾病的发生率可高达 15%～75%。因此,在治疗甲状旁腺功能亢进症时,应当对甲状腺进行全面检查。同时,对于甲状腺肿瘤患者,也应该术前常规进行血钙和甲状旁腺素(parathyroid hormone, PTH)的检查,以免因漏诊甲状旁腺瘤而再次实施手术。

相关检查

由于甲状旁腺与甲状腺紧密相连,对于甲状旁腺病变合并甲状腺病变,医生需要进行精确的术前定位,如采用彩超、CT 及 ^{99m}Tc－MIBI 放射性核素扫描检查。彩超检查是首选,因为其简便、无创、经济且敏感性较高。但是,彩超检查对异位在纵隔内的甲状旁腺瘤难以准确定位。CT 检查可判定两者病变的位置及病变与邻近周围器官(气管、食管及血管等)的关系,尤其适用于少见的异位甲状旁腺瘤和甲状旁腺癌。^{99m}Tc－MIBI 放射性核素扫描检查是特异性、

甲状腺疾病一本通

功能性的诊断方法,其主要不足是对早期病变可能显像不足,若合并甲状腺病变可产生显像的重叠。多数情况下,合理地联合选用专家彩超、CT 及 ^{99m}Tc - MIBI 放射性核素扫描检查,可取长补短,提高甲状旁腺瘤并发甲状腺结节的术前定位、定性诊断的准确率。这可以避免术中不必要的探查,缩短手术时间,减少声音嘶哑等并发症。标本肉眼观察和术中快速 PTH 检测,可以帮助医生判断是否为甲状旁腺病变,或者是否有多个甲状旁腺病变,以便切除干净。

◑ 治疗

手术切除是治疗甲状旁腺腺瘤合并甲状腺结节的有效方法,而术前定性和定位诊断结合术中诊断是手术成功的关键。原发性甲状旁腺功能亢进症合并甲状腺结节的手术策略主要包括以下三个方面。

第一,对于术前怀疑或确诊合并甲状腺癌的患者,可以采用术中快速冷冻检查来进一步明确甲状旁腺和甲状腺肿瘤的诊断,并根据影像表现和病理类型来确定甲状腺癌的腺体切除和淋巴结清扫范围。

第二,对于合并甲状腺良性结节的患者,根据病变大小、数目、范围可以部分或全部切除甲状腺。

第三,术后需静脉补钙,防止手麻抽筋,并逐渐转为长期口服钙片、活性维生素 D(骨化三醇)和普通维生素 D,多晒太阳,以帮助钙吸收。而严重病例需要长时间和大剂量地补钙,这样才能逐渐补足术前的骨钙"流失"。根据甲状腺的切除范围,还需要适当补充左甲状腺素钠片。

总之,在对原发性甲状旁腺功能亢进症患者实施手术之前,应注意超声和CT 检查,以排除是否合并甲状腺肿瘤。甲状腺肿瘤术前,常规检查血钙和甲状旁腺激素,以防漏诊甲状旁腺病变。这样便于同期切除合并病灶。

> **注意事项** 甲状旁腺和甲状腺虽然长在一起,却是两类不同的器官。当甲状旁腺疾病合并甲状腺疾病时,可按各自疾病的诊治指南,同时进行适当的处理。

(郭伯敏 樊友本)

47 颈部疼痛会是甲状腺发炎吗？

引起颈部疼痛的原因很多，亚急性甲状腺炎就是其中之一。那么，对于颈部疼痛，应该怎样鉴别是否为亚急性甲状腺炎，以及怎样治疗呢？

亚急性甲状腺炎是一种与病毒感染有关的自限性疾病，约占甲状腺疾病的5％，女性的发生率是男性的3～6倍，且以40～50岁的女性最为多见。亚急性甲状腺炎的病因与病毒感染有关，如流感病毒、柯萨奇病毒、腺病毒及腮腺炎病毒等。

起病前的1～3周常有病毒性咽炎、腮腺炎、麻疹或其他病毒感染的症状。甲状腺区发生明显的疼痛，可放射至耳部，并且吞咽时疼痛加重，还会出现全身不适、食欲减退、肌肉疼痛、发热、心动过速、多汗等症状。体格检查发现，甲状腺轻至中度肿大，有时单侧肿大明显，甲状腺质地较硬，显著触痛，而少数患者有颈部淋巴结肿大。

根据化验结果，亚急性甲状腺炎可以分为三期，即甲状腺毒症期、甲减期和恢复期。在甲状腺毒症期，血清 T_3、T_4 升高，TSH 降低，同位素 ^{131}I 摄取率减低，即亚急性甲状腺炎特征性的血清甲状腺激素水平和甲状腺摄碘能力的"分离现象"，且此期血沉加快。甲减期时，血清 T_3、T_4 逐渐下降至正常水平以下，TSH 回升至高于正常值，^{131}I 摄取率逐渐恢复。这是因为储存的甲状腺激素释放殆尽，甲状腺细胞正处于恢复之中。恢复期时，血清 T_3、T_4、TSH 及 ^{131}I 摄取率恢复至正常，超声检查提示甲状腺炎症表现。

亚急性甲状腺炎是病毒感染相关性的自限性疾病，首先要注意休息，避免疲劳。在治疗上，主要是对症处理和针对甲状腺功能异常进行治疗。症状较轻者不需要特别治疗，仅使用非甾体类的抗炎药即可缓解，一般需服药 2 周左右。对于全身症状比较严重且持续高热、疼痛明显者，可以酌情使用糖皮质激素（如醋酸泼尼松片）。

对于一过性甲状腺功能亢进症（即血液中甲状腺激素水平升高），一般不需要采用抗甲状腺药物和碘治疗，仅使用 β 受体阻滞剂针对心慌进行治疗即可。对于一过性甲状腺功能减退症患者，可适当给予左甲状腺素钠片替代治疗。

综上所述，颈部疼痛也可能是亚急性甲状腺炎的表现，在明确疾病诊断后，多数可以自限性好转，而部分症状严重者，经适当药物对症治疗后也可较快好转。

注意事项 　　颈部疼痛可由多种原因引起，亚急性甲状腺炎只是其中的原因之一。临床上需要先明确病因、诊断后再做对症治疗，方可治愈。

（李　鸣　包玉倩　周　健）

48 得了桥本甲状腺炎，怎么办？

桥本甲状腺炎是一种难以治愈的自身免疫性甲状腺疾病，一般情况下对健康并没有什么大的影响，但较严重者会引发甲状腺功能减退症。那么，得了桥本甲状腺炎该怎么办呢？

桥本甲状腺炎（Hashimoto's thyroiditis，HT）又被称为自身免疫性甲状腺炎、慢性淋巴细胞性甲状腺炎、桥本病等。在 1912 年，日本医生桥本策（Hakaru Hashimoto）首次报道此病，他将有甲状腺肿和甲状腺内大量淋巴细胞浸润的状态描述为"淋巴瘤性甲状腺肿"，而桥本甲状腺炎便因此得名。

现在认为，桥本甲状腺炎的发病是在遗传易感性的基础上，由环境因素（如应激、过多碘摄入及放射暴露等）所诱发的甲状腺自身免疫性炎症。自身免疫介导了甲状腺上皮细胞的凋亡，并进而造成了甲状腺的破坏，这便是会逐渐出现甲状腺功能减退的原因。正是由于甲状腺自身免疫紊乱的存在，所以桥本甲状腺炎患者的血液中，可以检测到高水平的甲状腺自身抗体，如甲状腺球蛋白抗体（TgAb）、甲状腺过氧化物酶抗体（TPOAb）等。

桥本甲状腺炎患者早期常常无明显的症状，很多是因为发现颈部肿大，抑或是单位体检发现甲状腺超声异常，到医院做进一步检查，而确诊桥本甲状腺炎的。

在确诊桥本甲状腺炎后，许多患者往往会向内分泌科医生询问桥本甲状腺炎能否治愈。令人失望的是，医生通常会告诉患者，目前桥本甲状腺炎是无法治愈的！这是因为桥本甲状腺炎的发病与自身免疫紊乱有关，所以桥本甲状腺炎无法像感冒一样被治愈。那么，得了桥本甲状腺炎以后，到底该怎么办呢？

其实,得了桥本甲状腺炎并不可怕,以下几点建议可以帮助应对桥本甲状腺炎。

🦋 定期监测甲状腺功能情况

因为桥本甲状腺炎的主要后果是造成甲减,所以建议桥本甲状腺炎患者定期监测甲状腺功能。一般每 6 个月到 1 年检查一次甲状腺功能。如果出现怕冷、乏力等甲减症状,则需要提前到医院复查甲状腺功能。如果通过检查,明确出现了甲减,则必须长期服用治疗甲减的药物(如左甲状腺素钠片)。

🦋 备孕前检查甲状腺功能及抗体

有备孕计划的桥本甲状腺炎女性患者,一定要在备孕前到医院检查甲状腺功能和抗体。一般需要在备孕前把促甲状腺激素(TSH)控制在 2.5 mU/L 以下再开始备孕,所以桥本甲状腺炎患者在备孕前往往需要服用治疗甲减的药物。需要注意的是,桥本甲状腺炎患者在怀孕后,还是需要定期复查甲状腺功能,调整治疗甲减的药物剂量,维持 TSH 在孕期目标范围内,在避免甲减出现的同时,减少疾病对怀孕和胎儿的影响。

🦋 定期复查甲状腺及颈部淋巴结超声

桥本甲状腺炎患者需要定期复查甲状腺及颈部淋巴结超声,但这点常常被患者(甚至医生)忽略。目前可以明确的是,桥本甲状腺炎患者发生甲状腺癌的风险是高于正常人的。因此,桥本甲状腺炎患者一定要定期复查超声,一般建议每年复查一次。当然,对于桥本甲状腺炎伴可疑恶性结节者,超声复查间隔时间需要缩短,即每 3~6 个月复查一次,并且必要时需要做甲状腺结节穿刺检查以明确诊断。

🦋 适量摄碘

桥本甲状腺炎患者一定要低碘饮食,而非过多地补碘。部分患者误认为桥本甲状腺炎出现甲减就需要补碘,然而事实却恰恰相反。因为过多的碘会加重甲状腺免疫紊乱,从而恶化桥本甲状腺炎,促进甲减的发生,所以桥本甲状腺炎患者一定要低碘饮食。

　　不过,桥本甲状腺炎患者在怀孕和产后哺乳时又不能低碘饮食。相反,需要适当地补碘。因为宝宝的生长发育需要碘,所以宝妈需要通过摄取一定量的碘,来保证宝宝对碘的需求。

🩺 小贴士

　　桥本甲状腺炎的诊断主要是依据甲状腺超声检查和血液检查指标(如甲状腺球蛋白抗体和甲状腺过氧化物酶抗体)。得了桥本甲状腺炎,不要过分担心。原因有二,一是桥本甲状腺炎除了并发甲状腺功能减退症(可适当地补充左甲状腺素钠片)以外,一般对身体健康没有大的影响;二是桥本甲状腺炎一般无须治疗,也没有特效药。但是,需要注意饮食上避免高碘饮食,同时定期复查。

（李连喜）

49 桥本甲状腺炎患者饮食需注意什么？如何预防甲状腺功能减退症？

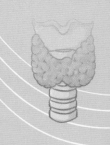

桥本甲状腺炎（即慢性淋巴细胞性甲状腺炎）是一类自身免疫性甲状腺疾病，病情较重者可引起甲状腺功能减退症。那么，桥本甲状腺炎患者饮食上需要注意什么呢？又该如何预防甲减的发生呢？

🔵 饮食问题

桥本甲状腺炎患者在饮食上一般建议低碘饮食。强调一下，是低碘饮食而非忌碘饮食！因为摄入过多的碘会诱发和加重甲状腺的免疫紊乱，从而容易导致甲减的发生。此外，过多的碘摄入不仅会促进甲状腺自身抗体阳性人群出现甲减，而且在碘缺乏地区还容易促进亚临床甲减发展成为临床甲减。值得注意的是，桥本甲状腺炎患者在怀孕和产后哺乳时，却不能低碘饮食，反而需要适当补碘。因为宝妈需要摄取碘，以满足宝宝生长发育所需。一般建议每天补碘 $250\,\mu g$ 左右即可。

如何做到低碘饮食？许多患者不知道能否吃含碘较高的海产品，并且对食用无碘盐还是加碘盐犹豫不决。其实，不用纠结。首先，含碘很高的食物，如海带、紫菜、虾皮、虾米等尽量不吃。其次，在海产品和加碘盐之间选择一种食用即可。

桥本甲状腺炎的甲减预防

桥本甲状腺炎发生甲减的根本原因,是甲状腺免疫紊乱导致淋巴细胞浸润和自身免疫损伤,造成甲状腺被破坏,从而出现甲减。

甲减的预防要从桥本的发病机制谈起。目前认为,桥本甲状腺炎的发生是遗传和环境因素共同作用的结果。如果父母患甲状腺功能亢进症或桥本甲状腺炎,则自己得桥本甲状腺炎的风险就会增高,这是由遗传因素所决定的。尽管遗传因素无法改变,但通过干预环境因素,可以减少桥本甲状腺炎和甲减的发生风险。

研究证实,应激、碘摄入过多和放射暴露,是桥本甲状腺炎比较明确的环境诱发因素。所以,从减轻应激、避免过多碘摄入和减少放射暴露方面,就可以减少桥本甲状腺炎和甲减的发生风险。具体来说,平时要注意休息,切勿过度劳累,避免熬夜,保持情绪稳定,减少压力和焦虑情绪等,这些都可以减轻机体的应激反应,从而有助于降低桥本甲状腺炎和甲减的发生。

其次,如前文所述,还要避免过多的碘摄入。平时适当低碘饮食可以减轻甲状腺免疫紊乱,进而减少桥本甲状腺炎和甲减的发生。

另外,尽可能避免放射暴露。比如,减少不必要的 X 线摄片、CT 检查等,并且在做这些检查时,要尽可能地保护好颈部,避免甲状腺受到辐射。

最后,需要强调的是,干预环境易感因素只是减少桥本甲状腺炎和甲减的发病风险,但并不能完全避免它们的发生。所以,桥本甲状腺炎患者还是需要定期复查甲状腺功能和甲状腺抗体,以便早期发现可能出现的甲减,尽早治疗,避免延误病情。

小贴士

桥本甲状腺炎患者饮食上一般无明显禁忌,但碘的过多摄入可能会加重病情,因此建议低碘饮食。日常生活中,如果喜欢吃海鲜,则应适当食用无碘盐;如果很少吃海鲜,则需适当吃些加碘盐。

（李连喜）

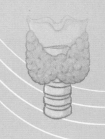

50 桥本甲状腺炎患者能否接种新冠疫苗？

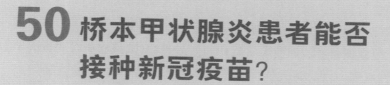

自新冠病毒肺炎在世界范围内流行以来，大家最关心的一个问题是怎样对其进行防治。目前，病毒预防靠疫苗，但对已患有其他疾病者，如桥本甲状腺炎，到底能否打疫苗呢？

接种新冠疫苗是防控新冠病毒的重要一环，可降低新冠病毒感染及感染后重症发生风险。然而，针对桥本甲状腺炎患者能否接种新冠疫苗的问题，首先要查清楚桥本甲状腺炎是否并发了甲减。以下 10 种情况的甲减不宜接种新冠疫苗！

● 甲减未控制的患者。这些患者包括新诊断的甲减患者和服用左甲状腺素钠片但甲状腺功能还未恢复正常的甲减患者，即促甲状腺激素（TSH）＞10 mU/L 的亚临床甲减患者，以及游离 T_3 和（或）游离 T_4 低于正常水平的临床甲减患者。需要提醒的是，中枢性甲减患者 TSH 可能降低或正常，但只要游离 T_3 和（或）游离 T_4 低于正常，就建议暂缓接种新冠疫苗。

● 桥本甲状腺炎伴发甲减的患者。桥本甲状腺炎伴发甲减属于自身免疫性疾病，容易合并其他自身免疫性疾病，如系统性红斑狼疮。即使甲状腺功能正常，如果合并其他自身免疫性疾病（尤其在活动期），也不建议接种新冠疫苗。

● 正在服用抑制或影响机体免疫的药物的甲减患者。比如，泼尼松、硫唑嘌呤等药物会影响机体对疫苗的反应，所以该类人群也不建议接种新冠疫苗。

● 甲减合并糖尿病且血糖控制不佳（如空腹血糖＞13.9 mmol/L）者。桥本甲状腺炎伴发甲减属于自身免疫性疾病，有时会与 1 型糖尿病共存，因为 1

型糖尿病的发病也与自身免疫紊乱有关。

- 处于怀孕期或哺乳期的甲减患者。
- 存在严重甲减症状者。即使甲状腺功能恢复正常，但是如果有严重的甲减症状，如黏液性水肿、心包积液、肌病（肌酸激酶明显增高）等，也建议暂缓新冠疫苗的接种。甲减症状的恢复会比较慢。有时候，通过服药，即使甲状腺功能已经正常，但其恢复常常也需要更长的时间。
- 出现甲状腺相关性眼病的甲减患者。如果甲状腺相关性眼病处于活动期，不建议接种新冠疫苗。
- 伴其他疾病的甲减患者。如果出现感染性发热、肝肾功能不全等情况，也不建议接种新冠疫苗。
- 桥本甲状腺炎合并较罕见的桥本脑病患者。这种情况不能接种新冠疫苗，而需要先积极治疗桥本脑病。
- 过敏体质的甲减患者。这类人群接种新冠疫苗需慎重，并要警惕过敏反应发生的可能。

另外，还需强调的是，甲状腺球蛋白抗体和（或）甲状腺过氧化物酶抗体增高的甲减患者，只要甲状腺功能正常，无其他合并症，一般是可以接种新冠疫苗的。

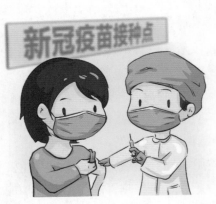

新冠疫苗接种示意图

总体上，甲减患者在病情稳定时接种新冠疫苗，一般是比较安全的。当然，即使病情稳定，在接种新冠疫苗之前还是建议查一下甲状腺功能，以了解甲减的控制是否理想。如果甲状腺功能指标正常，再排除上面几种情况，甲减患者便可以放心地接种新冠疫苗了！

此外，甲减患者接种完新冠疫苗1个月后，建议再复查一下甲状腺功能，观察甲状腺功能指标是否有波动。若有异常，及时调整治疗方案即可。

最后，对于正在服用甲减治疗药物的患者，一般只要病情稳定，服药并不会影响新冠疫苗的接种！

小贴士

接种新冠疫苗有相应的适应证和禁忌证。对于桥本甲状腺炎患者，如果甲状腺功能指标（T_3、T_4、FT_3、FT_4、TSH）正常，即使甲状腺球蛋白抗体（TgAb）和甲状腺过氧化物酶抗体（TPOAb）异常，一般也能接种新冠疫苗。

（李连喜）

51 桥本甲状腺炎和甲状腺功能减退症影响生育吗？

甲状腺分泌的甲状腺激素在人体的生长发育过程中发挥着重要作用。桥本甲状腺炎患者易发生甲减。那么，桥本甲状腺炎和甲减影响生育吗？

现在，甲状腺功能检查已基本被列为常规的体检项目。有些人发现体检报告上的甲状腺过氧化物酶抗体（TPOAb）和（或）甲状腺球蛋白抗体（TgAb）水平增高，就担心这是否会对健康有影响。接下来将会详细介绍这两项指标增高的临床意义。

TPOAb 和 TgAb 水平增高，仅说明罹患了桥本甲状腺炎，而桥本甲状腺炎除非发生了甲减，否则对人体并无危害。由于桥本甲状腺炎发病率非常高，且常见于育龄期女性，因此很多年轻女性患者会担忧患病后能否正常生育。要回答这个问题，首先得明白桥本甲状腺炎和甲减的关系。

桥本甲状腺炎是一种器官特异性的自身免疫异常疾病。患者的免疫细胞由于某种原因，对自身甲状腺发动攻击，而 TPOAb 和 TgAb 便是机体针对甲状腺产生的特异性抗体，并且会破坏甲状腺。因此，如果检查结果显示 TPOAb 和（或）TgAb 水平增高，则说明患者发生了桥本甲状腺炎。一般而言，桥本甲状腺炎是一种终身疾病，自身免疫一旦启动，很难被逆转。然而，桥本甲状腺炎在漫长的疾病过程中，除了早期部分患者有甲状腺肿外，并无自觉症状。此时，TPOAb 和 TgAb 虽然在破坏甲状腺，但程度较轻，甲状腺自身完全能够代偿，对身体没有任何影响。这种情况无须治疗，只要定期随访即可。唯有疾病中后期，当甲状腺的破坏逐渐超过自身的代偿，甲状腺逐渐出现功能减退时，才需要干预治疗。

甲减与桥本甲状腺炎不同，桥本甲状腺炎是一个病因诊断，而甲减是一种功能诊断，即甲状腺不再能合成机体所需的甲状腺激素。甲减可以由很多原因造成，如甲状腺切除、碘缺乏等。然而，最常见的原因就是桥本甲状腺炎。桥本甲状腺炎早期对人体没有影响，自然与怀孕生子无关，可甲减却和妊娠有莫大的关系。胎儿的发育（尤其脑发育）需要甲状腺激素的辅助，如果孕妇甲状腺激素分泌不足，对胎儿的发育会造成较大影响，这也是缺碘地区呆小症发病率较高的主要原因。不过，碘缺乏会造成甲减，碘过多也会造成甲状腺功能异常，所以孕妇切勿因身患甲减就大量进食含碘食物，那样反而会弄巧成拙。

甲减患者只要补充适量的甲状腺激素，就可以认为是恢复了健康，不需要对身体有过多的担心。同样，甲减患者只要补足甲状腺激素，即可维系胎儿的发育。很多患者认为"是药三分毒"，怀孕时拒绝吃药（包括左甲状腺素钠片），这是完全错误的。怀孕所需的甲状腺素量比平时大，即使是正常的孕妇，有时也不能产生足够的甲状腺激素，供母体和胎儿使用，更不用说原本就存在甲减的患者。因此，甲减患者一定要在孕期补足甲状腺激素，这样才能诞生出一个聪明且健康的宝宝。

小贴士

桥本甲状腺炎是一种自身免疫性疾病，一般对健康没有影响，可以正常生育。但是，如果发生了甲减，则会对生育产生一定影响。因此，孕前或孕期体检发现甲减时，需要口服适量的左甲状腺素钠片来补充治疗。

（殷　峻）

52 甲状腺疾病是否影响怀孕？

甲状腺是人体重要的内分泌器官，在新陈代谢和生长发育过程中发挥着重要作用。甲状腺疾病多发于女性，对于育龄期妇女，甲状腺疾病所引起的甲状腺功能紊乱是否会影响怀孕呢？

甲状腺疾病的现状及孕前筛查的重要性

据报道，近年来我国成人女性甲状腺疾病的患病率在 50% 以上，其中育龄女性（18～49 岁）的患病率更是高达 58.9%，这意味着每 10 个育龄女性中就有近 6 人患有甲状腺疾病。但甲状腺疾病常因症状隐匿而不易被察觉。有调查显示，甲状腺疾病在女性中的知晓率仅为 0.33%。然而，越来越多的研究发现，甲状腺疾病对育龄女性的生育能力、妊娠结局和子代健康都产生着不同程度的影响。早发现、早诊断、早治疗，可减轻甲状腺疾病对女性造成的不良影响。国内外指南一致推荐对育龄女性进行甲状腺功能筛查。2019 年，中华医学会内分泌学分会联合中华医学会围产医学分会共同颁布了《妊娠和产后甲状腺疾病诊治指南（第 2 版）》，支持国内有条件的医院及妇幼保健部门对育龄妇女开展甲状腺功能筛查，并且强调最好在妊娠前或妊娠早期（孕 8 周以前）进行筛查。若患有甲状腺疾病，最好在控制好甲状腺功能后再计划怀孕。

下面让我们先了解一下甲状腺的生理功能。甲状腺是人体最大的内分泌腺，位于颈前部，由左右两叶及峡部组成，形似"蝴蝶"，其滤泡上皮细胞储存和分泌甲状腺激素，包括三碘甲状腺原氨酸（T_3）和甲状腺素（T_4），促进人体新陈代谢，维持正常生长发育。因此，甲状腺又被称为人体的"发动机"。孕期甲状腺会发生一系列生理性变化，其体积将增大 10% 左右，对碘的需求也会相应地增加，从而产生足够的甲状腺激素来保证胎儿的生长发育。尤其是孕早期，胎儿的甲状腺尚未发育形成，母体产生的甲状腺素是胎儿甲状腺素的唯一来源，母亲的甲状腺功能状态直接影响胎儿的生长发育。因此，计划怀孕的女性应在受孕前进行甲状腺功能检查，尤其是具有高危妊娠因素的女性更应该加以注意。具有以下情况的女性，建议在怀孕前积极排查甲状腺疾病：有甲状腺疾病家族史或既往患有甲状腺疾病；有甲状腺手术史、^{131}I 治疗史或头颈部放射治疗史；存在甲状腺肿或甲状腺自身抗体阳性；有流产、早产、不孕不育史；有 1 型糖尿病或其他自身免疫性疾病史；多胎妊娠史（≥2）；肥胖症（BMI＞40 kg/m²）；年龄＞30岁；服用胺碘酮、锂制剂或近期有碘造影剂暴露；中重度碘缺乏地区的居住史。

甲状腺疾病对妊娠的影响

妊娠期常见的甲状腺疾病，包括甲亢、甲减、甲状腺良性结节及甲状腺恶性肿瘤。妊娠期甲亢不仅可能造成流产、早产、胎儿宫内生长受限、死胎等，还会危害母亲的健康，导致甲状腺危象和充血性心力衰竭的发生。此外，由于游离甲状腺素（FT_4）可以通过胎盘，所以甲亢母亲体内过高的 FT_4 会进入胎儿体内，反馈性抑制胎儿分泌促甲状腺激素（TSH），导致胎儿甲亢或新生儿出生后的一过性甲减。

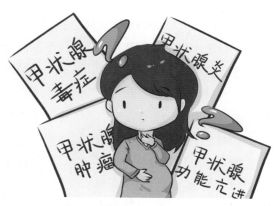

妊娠期常见的甲状腺疾病

甲减主要分为临床甲减和亚临床甲减。有研究显示，无论是临床甲减还是亚临床甲减，均可导致不良妊娠结局的发生。妊娠期临床甲减的孕妇发生流产、妊娠期糖尿病、早产的风险会增加，而未充分治疗的临床甲减患者，其子代的神经智力发育也将受到影响。即便是亚临床甲减，也可造成流产的风险增加，尤其是合并甲状腺自身抗体阳性的患者，其流产风险将进一步增加。近年来，亚临床甲减对胎儿大脑发育的影响受到越来越多的重视，这是因为胎儿的甲状腺在孕 20 周前不具有分泌甲状腺激素的能力，这个阶段胎儿大脑发育所需的甲状腺激素完全依赖于母亲的供给。因此，若母亲的甲状腺激素水平不足，就会对胎儿的大脑发育产生不良影响。

虽然母亲甲减对子代神经认知功能存在负面影响，但妊娠期甲减在接受充分的治疗后，目前尚无证据表明会危害胎儿智力发育，并且胎儿也无须额外的监测。由此可见，孕前甲状腺功能的筛查与及时治疗非常重要！

😀 甲状腺疾病患者的备孕

若孕前诊断为甲亢的患者计划怀孕，最好在甲状腺功能正常且病情平稳 3 个月后再计划怀孕。在治疗方案不变的情况下，2 次甲状腺功能检测（中间至少间隔 1 个月）结果正常，则提示病情稳定。甲亢的治疗方式主要有 3 种：抗甲状腺药物（antithyroid drug，ATD）、^{131}I 治疗和甲状腺切除手术。丙硫氧嘧啶（propylthiouracil，PTU）和甲巯咪唑（methimazole，MMI）是治疗甲亢的常用药物，但对胎儿均有一定的致畸作用，其中 PTU 的致畸程度较轻。因此，建议甲亢妇女最好待停药且病情稳定 3 个月后再怀孕。若不能停药者，建议计划妊娠前将 MMI 更换为 PTU，在 PTU 和 MMI 的换药过程中，应当注意监测甲状腺功能变化和药物不良反应。因为已有 PTU 引起肝脏损害的报道，所以特别需要关注血常规和肝功能的检查。若正在服用 PTU 或 MMI 的妇女意外怀孕，可暂停药物治疗并前往内分泌科就诊。医院检测甲状腺功能和甲状腺自身免疫抗体，并根据临床症状和 FT_4 水平，再决定是否继续治疗。由于 ^{131}I 对胎儿可能有辐射作用，且治疗后促甲状腺激素受体抗体（TRAb）会保持高浓度并持续数月之久，所以短期（2 年）内计划怀孕的甲亢患者尽量不要选择 ^{131}I 治疗。对于已经进行手术或 ^{131}I 治疗的女性，至少间隔 6 个月后再怀孕。

在妊娠前半期，胎儿的甲状腺尚不具有合成甲状腺激素的能力，胎儿生长发育所需的甲状腺激素完全依赖于母体供给,因此甲减患者一定要积极治疗后再备孕。治疗通常首选左甲状腺素钠片(LT_4),目标是将血清 TSH 降至 2.5 mU/L 以下再受孕。因为孕期母胎对甲状腺激素的需求会增加 30%~50%,所以甲减患者一旦确认怀孕,应立即到产科和(或)内分泌科就诊。专科医生将根据甲状腺功能指标水平调整药物剂量,其目标是将血清 TSH 水平降至最低参考值范围下限与 2.5 mU/L 之间,同时 FT_4 水平应维持在"妊娠期特异性参考值范围"内。

此外,孕前还应该关注甲状腺自身免疫抗体情况。甲状腺自身免疫抗体阳性常预示着将来发生甲减的风险增加。尤其是在妊娠期甲状腺激素需求增加的情况下,甲状腺已经受到自身免疫的损伤而不能产生足够的甲状腺激素,容易发生甲状腺功能减退。而甲状腺自身免疫抗体阳性可能与流产风险增加有关。因此,对于那些甲状腺过氧化物酶抗体(TPOAb)阳性,尤其是曾有不明原因流产史的女性,即使甲状腺功能正常,也需要使用低剂量的 LT_4 进行治疗。

据报道,成人甲状腺结节的发病率超过 20%,其中女性的发病率是男性的 3 倍,而且怀孕期间的甲状腺将经历更为复杂的代谢变化,还可能会伴有甲状腺结节的出现或原结节的快速增大。因此,患有甲状腺结节的妇女在备孕期,需要对甲状腺结节进行针对性的检查。由于大部分的甲状腺结节是良性的,所以并非所有的甲状腺结节都需要处理。对于良性甲状腺结节(特别是直径<1 cm 的结节)可暂不处理,定期复查;若甲状腺结节的超声检查怀疑恶性者,应进行细针穿刺细胞学检查。若甲状腺结节不需要手术治疗,且不合并甲状腺功能异常,则可以安全备孕,但在孕期需定期随访结节大小及甲状腺功能变化。

甲状腺癌多发生于育龄期妇女。手术是甲状腺癌的主要治疗方式,术后多需要终生 LT_4 替代和 TSH 抑制治疗。已手术切除癌灶者的 TSH 水平在备孕期及孕期均应达到抑制目标,即具有高复发风险的患者血清 TSH 应控制在 0.1 mU/L 以下;而低复发风险的患者 TSH 抑制目标可放宽至 2.0 mU/L。近年来,多项研究表明,将直径<1 cm 的微小癌或无进展证据的甲状腺恶性肿瘤的手术治疗推迟至产后,并不影响患者的生存率。但孕期需使用 LT_4 将 FT_4 维持在正常范围的上限,以避免母体和胎儿相关并发症的发生,而血清 TSH 的控制目标是 0.1~1.5 mU/L。

　　甲状腺疾病是否可能会影响怀孕,这取决于甲状腺疾病的严重程度(如甲亢或甲减)。因此,孕前需要进行甲状腺功能检测和甲状腺超声检查,以便尽早发现问题并及时处理。

（范建霞）

53 对于妊娠期甲状腺功能指标变化及甲状腺疾病应怎么治疗？

妊娠期是女性的一段特殊生理时期。妊娠期的人体各系统及器官功能都发生着适应性变化，有时还会出现甲状腺功能紊乱。那么，对于妊娠期甲状腺疾病，该怎么治疗呢？

妊娠期甲状腺生理功能会发生一系列的改变，甲状腺激素水平也会发生相应的变化。尤其是在妊娠早期，激素水平的变化会使游离甲状腺素（FT_4）水平升高，促甲状腺激素（TSH）水平降低。由此可见，孕早期轻微的一过性甲状腺功能亢进症是生理性的，而了解这些变化非常重要。

正常妊娠期母体甲状腺功能生理变化

怀孕后，滋养细胞分泌的人绒毛膜促性腺激素（HCG）会迅速升高，而HCG 与 TSH 有相似的分子结构，因而也具有一定的促甲状腺激素分泌的作用。HCG 水平在孕 8～12 周时达到高峰，且此时 FT_4 也形成一个峰值，即较非孕期升高 10％～15％，而 TSH 水平则达到低值，比非孕妇女低 20％～30％。这也是因为随着 T_4 的增加，母体内 TSH 水平受到了反馈性抑制。但是，HCG 对甲状腺的干扰作用只是一过性的。从孕中期开始，随着 HCG 水平的逐渐下降，TSH 水平会逐渐升高，此后 TSH 及 FT_4 水平接近非孕期水平；孕晚期时，由于胎儿对甲状腺素的需求增加、孕妇血容量增加、肾脏碘排出量增加等一系列因素的影响，母体的 FT_4 水平可能会低于非妊娠状态。

需要说明的是,妊娠期在雌激素的刺激下,从孕6~8周开始,肝脏甲状腺素结合球蛋白(thyroxine binding globulin,TBG)产生增加,孕 20 周达顶峰,一直持续到分娩。TBG 的增加必然带来总甲状腺素(TT$_4$)浓度的增加,因此TT$_4$ 这一指标在妊娠期并不能反映循环甲状腺激素的确切水平。

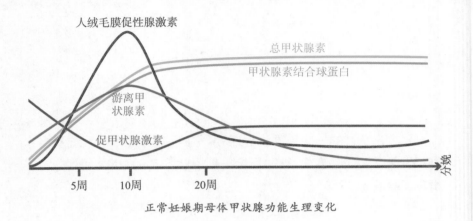

正常妊娠期母体甲状腺功能生理变化

正常的甲状腺功能对于维持妊娠和促进胎儿生长发育至关重要。怀孕后母亲的甲状腺功能会发生一系列适应性的变化,孕早期容易出现一过性甲亢或亚临床甲亢,而孕晚期则容易发生低甲状腺素血症、亚临床甲减等,但也不必因此过于忧虑。

妊娠期甲状腺功能指标

全面的甲状腺功能实验室检查包括 8 项:促甲状腺激素(TSH)、总甲状腺素(TT$_4$)、游离甲状腺素(FT$_4$)、总三碘甲状腺原氨酸(TT$_3$)、游离三碘甲状腺原氨酸(FT$_3$)、甲状腺过氧化物酶抗体(TPOAb)、甲状腺球蛋白抗体(TgAb)、促甲状腺激素受体抗体(TRAb)。对于孕产妇,最需要关注的有 3 项,即 TSH、FT$_4$ 和 TPOAb。

TSH 是筛查甲状腺功能异常最敏感的指标。由于妊娠期的生理变化,甲状腺功能指标参考范围有别于普通人群,相关指南建议,若当地实验室没有建立妊娠期甲状腺功能特异的参考值范围,一般采用 4.0 mU/L 作为孕早期TSH 上限的切点值。

FT$_4$可通过胎盘,进入胎儿体内发挥作用,在妊娠期起着至关重要的作用。FT$_4$在孕早期会略有升高,通常较非孕期升高10%~15%。FT$_4$的正常范围易受检测方法影响而产生轻微波动,一般以检验报告提供的不同孕期特异性正常参考值范围为标准。

据统计,有2%~17%的孕妇存在TPOAb或TgAb阳性,且一般认为TPOAb的敏感性更高。因此,临床上常把TPOAb阳性作为诊断自身免疫性甲状腺疾病(autoimmune thyroid disease, AITD)的依据,其轻、中度升高可见于Graves病(弥漫性甲状腺肿),而中、重度升高主要见于桥本甲状腺炎。TPOAb的增高常预示着患者将来发生甲状腺功能减退症的风险增加。不过在妊娠后半期,由于母体对胎儿免疫耐受作用,TPOAb滴度逐渐降低,有报道称可降低50%,分娩后逐渐回升,一般产后6个月恢复至妊娠前水平。另外,TPOAb阳性的孕妇要注意产后发生甲状腺炎的可能,并且在发生甲状腺疾病时也需要监测其他甲状腺功能指标。

妊娠期甲状腺疾病及其治疗

妊娠期甲状腺功能亢进症

约有1%的女性会在妊娠期发生甲状腺毒症,且大多数是由Graves病引起。其中,临床甲亢占0.4%,亚临床甲亢占0.6%,其余是妊娠一过性甲状腺毒症(gestational transient thyrotoxicosis, GTT)。

甲状腺功能亢进症包括临床甲亢和亚临床甲亢。目前尚没有研究表明,妊娠期亚临床甲亢与母胎不良结局有明显的相关性,所以妊娠早期亚临床甲亢患者无须特殊治疗。但若甲亢在孕期控制不良,则有发生流产、早产、胎儿或新生儿甲亢,甚至癫痫、神经行为异常等风险,而母亲自身也可能发生甲亢危象和心力衰竭。因此,孕前已确诊的甲亢患者若计划怀孕,应将甲状腺功能控制在正常范围内且稳定3个月后再怀孕。甲亢的治疗方式主要有3种:抗甲状腺药物(ATD)治疗、^{131}I治疗和甲状腺切除手术。针对不同的治疗方式,在计划怀孕时所采用的措施也不同。短期内计划怀孕的妇女不建议进行^{131}I治疗,而已进行^{131}I治疗的妇女需6~12个月后方可怀孕。这是因为碘在体内的代谢较慢,放射性碘对胎儿甲状腺的发育会造成不良影响。若进行甲状腺手术治疗,术后需依照甲状腺功能指标采用 LT₄ 替代和 TSH 抑制治疗,而当 TSH 水平＜2.5 mU/L 时方可怀孕。对于采用 ATD 治疗的孕妇,建议停药 3 个月后再怀孕,若甲亢病情控制不够稳定,依然需要服用 ATD,而丙硫氧嘧啶为首选。

丙硫氧嘧啶(PTU)和甲巯咪唑(MMI)是治疗甲亢的常见药物,但均对胎儿有一定的致畸作用,其中 PTU 的致畸程度较轻。若要完全避免 ATD 所致的胎儿先天畸形,则应在致畸关键期(妊娠 6~10 周)之前停药,而对已缓解的孕期甲亢可考虑暂停 ATD 并密切监测。有些患者在妊娠早期停用 ATD 后,甲亢可能会复发或加重,此时应首选 PTU。既往应用 MMI 的患者若无使用 PTU 的禁忌证应尽早更换为 PTU,MMI 和 PTU 的剂量转换比例为 1 :(10~20)。血清 FT₄ 是甲亢控制的主要监测指标,其目标是用最小剂量的药物使 FT₄ 接近或轻度高于正常上限值。治疗期间最好每 1~2 周复查一次甲状腺功能,而孕中、晚期可每 2~4 周复查一次,到达目标值时则可延长至 4~6 周检测一次。

已接受 ¹³¹I 治疗的育龄期妇女,建议在治疗结束 6 个月后怀孕,并且应在怀孕早期检测血清 TRAb。因为 TRAb 可以经过胎盘,其滴度升高常预示新生儿发生甲状腺疾病的风险增加。原则上,妊娠期不建议进行甲状腺手术治疗,若确实需要手术,应在妊娠中期进行。

由于妊娠早期 HCG 会影响甲状腺,所以可能发生妊娠一过性甲状腺毒症。若孕早期 TSH 水平＜0.1 mU/L,则提示可能存在甲状腺毒症。由于妊娠一过性甲状腺毒症是由升高的 HCG 水平所引起,一般在孕 14~18 周甲状腺激素水平可恢复正常,所以治疗上多以支持治疗为主,不必使用 ATD 治疗。

妊娠期甲状腺功能减退症

妊娠期甲状腺功能减退症包括临床甲减和亚临床甲减(SCH)。无论是临床甲减还是亚临床甲减,均会增加母胎不良结局的发生风险,尤其是临床甲减还会对胎儿脑发育带来负面影响。因此,妊娠期一旦确诊临床甲减,应立即开始治疗,且首选的药物是左甲状腺素钠片(LT₄)。治疗期间,血清 TSH 是主要的监测指标,应将 TSH 值维持在参考值范围下 1/2 或＜2.5 mU/L 的水平。同时,FT₄ 维持在妊娠期特异性参考值范围内。在妊娠前半期,每 2~4 周监测一次甲状腺功能;当 TSH 达标后,可每 4~6 周检查一次。

已有研究表明,SCH 孕妇可从 LT₄ 治疗中获益,特别是合并 TPOAb 阳性者。因此，对于SCH孕妇，建议根据血清TSH水平和TPOAb是否阳性选择不同的治疗方案。一般建议：TSH水平＞4.0 mU/L时，无论TPOAb是否阳性均需LT₄治疗；而TSH水平在2.5～4.0 mU/L并伴有TPOAb阳性的SCH孕妇也需使用LT₄治疗。妊娠期SCH的治疗药物、目标和监测频率与临床甲减相同，而LT₄的治疗剂量可能要小于临床甲减的用量。

妊娠期单纯低甲状腺素血症

除了甲亢和甲减外，还有一种特殊的甲状腺功能异常，被称为妊娠期单纯低甲状腺素血症。顾名思义，这种情况只有FT₄水平低下，而TSH和甲状腺自身抗体水平均正常，碘缺乏是可能的病因之一。一系列研究发现，妊娠期单纯低甲状腺素血症可能与妊娠期糖尿病、高血压、肝内胆汁淤积症（intrahepatic cholestasis of pregnancy，ICP）及巨大儿等妊娠并发症或不良结局的发生有关。然而，目前尚无研究表明，妊娠期单纯低甲状腺素血症可从LT₄治疗中获益，美国甲状腺学会（ATA）指南也不推荐对这些患者进行LT₄治疗。

妊娠期甲状腺自身抗体阳性

TPOAb阳性不但增加甲减的发生风险，还与流产、早产的发生有关。因此，对于TPOAb阳性的孕妇，即使怀孕前甲状腺功能正常，怀孕后也应该持续监测血清TSH和FT₄，并且最好每4周监测一次，直至妊娠中晚期。

妊娠期甲状腺结节和甲状腺恶性肿瘤

据报道，妊娠妇女中甲状腺结节的发生率为3%～21%，且随着妊娠次数的增加而增加，妊娠也可能会使原有的甲状腺结节增大或产生新结节。因此，患有甲状腺结节的妇女在妊娠期，也要引起一定的重视。妊娠期要完善甲状腺功能和甲状腺B超检查，并根据超声表现，决定是否进行甲状腺细针穿刺细胞学检查来明确结节性质。若考虑结节良性可能性大且甲状腺功能正常，结节的处理可推迟至产后，孕期保持随访结节大小和甲状腺功能即可。

甲状腺癌多发生于育龄期妇女，其中约10%的育龄期甲状腺癌发生于妊娠期和围生期。甲状腺癌有乳头状癌、滤泡状癌、未分化癌及髓样癌4种病理类型。乳头状癌和滤泡状癌由于分化程度较高，而被统称为分化型甲状腺癌

(DTC),其恶性程度较低,预后较好。因此,对于妊娠早期发现的 DTC,应每 3 个月复查一次甲状腺 B 超以监测肿瘤增长速度。若至妊娠中期结节仍保持稳定,手术可推迟至产后,同时给予 LT_4 治疗,将血清 TSH 控制在 $0.3\sim2.0\,mU/L$。若 DTC 病灶在孕 $24\sim26$ 周前持续增大或发生淋巴结转移,则应考虑及时进行手术治疗。手术时机应选在妊娠中期末,因为此时手术对母体和胎儿的风险最小。对于既往 DTC 行手术治疗后的妇女,若孕前 B 超检查未提示可疑复发结节且无甲状腺球蛋白(Tg)升高,妊娠期可不必进行 B 超和 Tg 水平的监测。但是,孕前及孕期的 TSH 抑制治疗均应达到相应的目标:具有高复发风险的患者血清 TSH 水平应控制在 $0.1\,mU/L$ 以下;而低复发风险的患者 TSH 抑制目标可放宽至 $2.0\,mU/L$。同时,定期检测 TSH 及 FT_4 水平,即每 4 周检查一次直至妊娠 20 周,待稳定后可 $4\sim6$ 周检查一次。

🙂 妊娠期碘营养

最后,再来了解一下与甲状腺疾病相关的碘营养问题。碘是合成甲状腺激素不可或缺的原料之一,如果体内碘含量不足则会影响甲状腺激素合成,最终导致甲状腺疾病的发生。严重碘缺乏妇女的后代可能表现为呆小症,其智力发育受到不可逆的损害。因此,母亲需要摄入更多的碘,以满足妊娠期母胎对碘需要量的增加。世界卫生组织(World Health Organization,WHO)建议妊娠期每天补碘 $250\,\mu g$,我国营养学会推荐妊娠期每天的碘摄入量为 $230\,\mu g$。食盐碘化(含碘盐)是改善碘营养状况最经济、有效的方法。

需要注意的是,碘并非摄入得越多越好。有研究表明,母亲尿碘水平与后代大脑灰质体积之间存在一定的关系,即对于胎儿的神经发育,可能存在具有上下界值的最佳碘浓度范围,碘水平过高或过低都有可能影响胎儿的大脑发育。

那么,怎么判断是否需要补碘呢? 目前,对碘营养状况的评价,大多采用世界卫生组织所提出的妊娠期和哺乳期碘营养标准。该标准规定 $150\,\mu g/L\leqslant$ 尿碘浓度(urinary iodine concentration,UIC)$\leqslant249\,\mu g/L$ 为碘充足。此外,世界卫生组织还建议平时食用碘化盐的妇女,怀孕后在保证基础碘摄入的情况下,可不必额外补充碘剂。若平时不食用碘化盐或长期居住在中重度碘缺乏地区导致 UIC 低于 $150\,\mu g/L$ 的妇女,建议积极按照要求补碘,且最好在怀孕前使

UIC 处于正常范围内。

（范建霞）

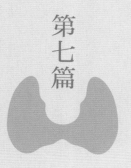

第七篇

甲状腺癌相关的其他问题

54 怎么选择妊娠期甲状腺癌手术时机？

近年来,甲状腺疾病的发病率呈逐年上升趋势。甲状腺癌的发病以女性居多,常见于育龄女性。那么,当妊娠期体检查出甲状腺癌时,是否需要尽快手术治疗？如果手术,又该怎样选择手术时机,以减少对母胎的不良影响呢？

妊娠期激素水平变化对甲状腺癌的影响

甲状腺癌在临床上以分化型甲状腺癌为主(即甲状腺乳头状癌、甲状腺滤泡状癌),约占 90％以上,其预后良好,癌肿恶性度相对较低。但有研究表明,女性妊娠期所分泌的一系列激素,如雌激素、孕激素、人绒毛膜促性腺激素等均可引起甲状腺腺体产生结节;同时,对于甲状腺内已存在的结节,这些激素也有一定的促进生长作用。国内外也有文献报道,妊娠可促进甲状腺癌包膜外侵袭、肿块增大和淋巴结转移等。因此,我们要重视妊娠期甲状腺癌的诊治,选好手术时机,努力达到两点目标:一是制订精准有效的手术方案,获得最佳的治疗效果;二是避免对孕妇和胎儿产生副作用,维持正常孕期。

妊娠期甲状腺癌的筛查

妊娠前未发现甲状腺结节的患者可在妊娠早、中期进行甲状腺结节的筛查。对于已有甲状腺结节的妊娠期患者,要进行详细的病史询问和体格检查;对于有甲状腺恶性肿瘤家族史,或青少年期有过电离辐射暴露史及儿童时期接受过放射治疗史的患者,妊娠期要加强监测频率。

甲状腺超声检查是目前最常规的甲状腺结节检测方法,具有无创、无痛、无须特殊提前准备及阳性准确率较高等特点,是妊娠期最安全、有效的检查方法。

超声引导下细针穿刺细胞学检查是一项安全的诊断方法,可以在妊娠期任一时间进行。对于超声提示恶性征象的肿块,可通过超声引导下细针穿刺细胞学检查,进一步确定,并且建议在检查的同时进行细胞洗脱液的分子诊断,这能够更加有效地提升诊断准确率。

妊娠期间忌采用放射性核素扫描(如^{131}I 扫描)检查,以免对胎儿造成不良影响。辐射性检查(如 CT 检查)也同样禁止,虽然这对于术前评估造成了一定的限制,但可用 MRI 检查来替代。

妊娠期甲状腺癌可继续观察的情况

对于妊娠早期(20 周之前)发现甲状腺结节的患者,建议去正规的地区性医院进行超声评估。若出现超声可疑恶性结节,建议进一步进行细针穿刺细胞学检查;若结果提示良性,可随访监测,每 3 个月复查一次超声。

细针穿刺细胞学检查结果提示分化型甲状腺癌,无须过分紧张,也不用立即进行手术治疗,可每 2 个月监测一次超声。若超声报告提示肿瘤无明显变化,可待分娩后再实施手术。若在妊娠后期才发现或明确诊断甲状腺癌的患者,建议分娩后再进行手术治疗。针对此类分娩后再进行手术的患者,若血清 TSH 水平>2.0 mU/L,建议口服左甲状腺素钠片进行 TSH 抑制治疗,以控制 TSH 水平在合理区间。

妊娠期甲状腺癌需要立即手术的情况

若在妊娠早、中期(24～26 周前)肿瘤增大明显(体积增加 50%,直径增加 20%)或存在颈部淋巴结的转移,应进行手术治疗。

妊娠中期(孕 4～6 个月)的手术安全性相对较高,因为妊娠早期的手术麻醉会对胎儿器官产生影响或造成流产,而妊娠后期的手术则会造成早产。

术后也应常规进行 TSH 抑制治疗。有研究表明,甲状腺癌术后 TSH 较低的抑制治疗所带来的轻微隐匿性甲亢不会对孕妇及胎儿造成影响。

若患者术前明确诊断或提示有恶性程度较高的髓样癌或低分化癌,延迟治疗可能会造成不良结局,建议终止妊娠,积极手术。

妊娠期罹患甲状腺癌是一种不幸,但幸运的是,经过数十年国内外学者的探索和研究,如今的医疗手段已经可以最大限度地保证孕期患者及胎儿的安全和健康。

······ 专家 忠告 ······

何时进行妊娠期甲状腺癌手术?如果肿瘤病理类型较好(如甲状腺乳头状癌)、肿瘤体积较小(特别是肿瘤直径<1 cm 的微小癌)、颈部淋巴结转移较少(<3 个)时,可以等到分娩,甚至母乳喂养 6~12 个月后再进行手术,而这期间需密切超声随访、评估。如果病情较重(如肿瘤原发灶侵犯气管、神经可能或颈部淋巴结转移较多)需要手术者,最好选择妊娠中期进行手术,这样对母体和胎儿的影响都比较小。

(刘 冰 秦华东)

55 甲状腺癌会遗传吗?

> 随着体检的普及,超声发现甲状腺癌的患者越来越多,且大多数为中青年女性。由此,甲状腺癌的遗传问题便引发了人们的担忧。但实际上,甲状腺癌是否会遗传的关键在于其类型。

甲状腺癌可能来源于甲状腺滤泡上皮细胞或滤泡旁细胞。前者占甲状腺癌的绝大多数,临床所见 90% 以上的病例都是分化型甲状腺癌(DTC),包括乳头状癌和滤泡状癌;后者为甲状腺髓样癌(MTC),约占所有甲状腺癌的 4%。

分化型甲状腺癌的遗传

对于最常见的分化型甲状腺癌,95% 的都没有遗传性,但有 5%～15% 的可能呈家族性发生。与所有其他器官相比,甲状腺显示出最高的家族性发病相对风险;与乳腺癌和结肠癌相比,其发病相对风险可高出 5～10 倍。有资料显示,甲状腺癌患者的一级亲属患同样疾病的风险会增加 8～10 倍。家族性的发生不仅是遗传因素作用的结果,也可能是共同的生活环境或习惯所导致的。虽然分化型甲状腺癌发生遗传的概率较低,但因其发病人群基数庞大,所以仍需引起重视。

分化型甲状腺癌的遗传中,少数是有明确基因改变的,抽血化验即可知道遗传的概率及方式。这种情况下,身体很多器官会发生病变,甲状腺癌只是综合征中一个次要的疾病,如 Cowden 综合征(*PTEN* 基因突变)、家族性腺瘤性息肉病 Gardner 综合征（*APC* 基因突变）、Carney 综合征（*PRKARI* 基因突变）、Werner 综合征（*WRN* 基因突变）、DICER1 综合征（*DICER1* 基因突变）、Ataxia-telangiectasia 综合征（*ATM* 基因突变）及 Li-Fraumeni 综合征（*TP53* 基因突变）等。而大多数遗传性分化型甲状腺癌的致病原因非常复杂，如果家里有不止一名直系亲属发生了分化型甲状腺癌，就要提高警惕。当一级亲属间有 2 例分化型甲状腺癌患者时，家族起源的概率是 47％；而有 3 例时，相关概率会上升到 95％以上。不少文献报道，遗传性分化型甲状腺癌往往更具侵袭性：患者发病年龄轻，多灶癌比例高、腺外侵犯多见、淋巴结转移率高及远处转移风险大；相对而言，复发率也较高、无病生存期短。不仅如此，第二代患者的发病年龄较第一代更早，并且二代患者中男性比例增高。虽然二代患者多能更早被检查出来，但多灶比例和淋巴结转移率还是较第一代增高，说明分化型甲状腺癌中确实存在遗传性肿瘤的"临床预期"现象，且预后会变差。因此，对于遗传性分化型甲状腺癌患者，一般建议更积极的手术治疗和放射性[131]I 治疗。

当今的指南不建议对分化型甲状腺癌患者的家属进行筛查，但推荐对有家族史的分化型甲状腺癌患者及其一级亲属进行肿瘤易感基因筛查。对于有 3 例或更多例患者的家系成员，建议从 20 岁或家系最早诊断年龄前 10 年开始，每年进行一次颈部超声检查。

甲状腺髓样癌的遗传

另一种甲状腺癌——甲状腺髓样癌虽然少见，但 25％～30％的患者为遗传性甲状腺髓样癌（HMTC）。大约 95％的遗传性甲状腺髓样癌由 *RET* 基因胚系突变所导致，被分为多发性内分泌肿瘤 2a 型（MEN－2a）和 2b 型（MEN－2b）。换言之，如果是 *RET* 基因突变所引起的甲状腺髓样癌，有一半的概率会遗传给下一代，因为几乎所有 *RET* 突变基因携带者都会发生甲状腺髓样癌，并依照突变位点的不同，有或高或低的概率会发生嗜铬细胞瘤（pheochromocytoma，PHEO）和（或）原发性甲状旁腺功能亢进症（PHPT）。

MEN－2 中 2a 型占 95％，根据临床表现又分为 4 种亚型：经典型、伴皮肤苔藓淀粉样变（cutaneous lichen amyloidosis，CLA）、伴先天性巨结肠症（Hirschsprung's disease，HD）及家族性甲状腺髓样癌（FMTC）。经典型患者除患甲状腺髓样癌外，有一半的概率会发生 PHEO，还有 20％～30％可能发生

PHPT;伴 CLA 者会有皮肤病变;约 7％的 MEN-2a 合并亨廷顿病,在新生儿期就会出现严重的便秘;而 FMTC 患者除甲状腺受累外,一般无其他肿瘤发生。MEN-2b 以甲状腺髓样癌并发黏膜多发性神经瘤为特点,其甲状腺髓样癌侵袭性强,常在婴儿期就发病,早期就可能转移到区域淋巴结,甚至发生远处转移。幸运的是,MEN-2b 很少见,而且大多数为新发的突变,其中仅 25％有家族史。

大多数情况下,甲状腺 B 超检查和血清降钙素检测便能发现甲状腺髓样癌,但必要时也可进行超声引导下细针穿刺细胞学检查及洗脱液降钙素测定来明确诊断。对于年轻、多灶、有家族史、合并 PHEO 和(或)PHPT 的患者,还需要抽血进行胚系 *RET* 基因测序。需要注意的是,临床考虑的散发性甲状腺髓样癌中有 1％～7％实际上为 HMTC,所以现今对甲状腺髓样癌患者进行 DNA 分析、检测基因突变的指征也更为宽松。另一方面,对于双侧复发的 PHEO、CLA 或 HD 患者,应进行甲状腺检查,以排除甲状腺髓样癌;而 PHPT 本身就会进行颈部超声检查,所以一般不会遗漏合并的甲状腺疾病。另外,在多发性内分泌肿瘤患者中,排除 PHEO 是重要的,否则可能在围手术期或分娩等应激状况下,发生危及生命的高血压危象。

如果被确定是 *RET* 基因突变所引起的 HMTC,就要带父母、亲兄弟姐妹和子女一起来进行甲状腺的检查,并抽血进行基因检测。因为早期确诊、及时根治甲状腺髓样癌,对改善预后至关重要。如果明确有 *RET* 基因胚系突变,最好在发生甲状腺髓样癌之前,就预防性切除全部甲状腺,杜绝日后发生甲状腺髓样癌的风险。

较之预防性手术,更超前的干预是为育龄患者提供孕前遗传咨询。MEN-2 患者要充分了解 HMTC 的遗传过程,并知晓有一半的概率可能把突变的基因遗传给下一代。而日益发达的医学科学技术可以帮助阻断这种遗传,所以备孕前要了解生殖选择的益处和潜在的风险。比较积极的方法是选择辅助生殖技术,通过卵裂期活组织检查或囊胚活组织检查,进行胚胎植入前单基因遗传病检测(preimplantation genetic testing for monogenic disease, PGT-M),即做试管婴儿。通过体外受精,挑选没有基因突变的胚胎植入母体宫内孕育。相对温和的方法是自然受孕,在怀孕的前 3 个月通过绒毛取样,或在怀孕后的 3 个月通过羊膜穿刺获取标本,进行 *RET* 基因检测。如果只有父亲是 HMTC,也可以从母体血液中获得胎儿血细胞进行 DNA 分析。如果胎儿的基因是正常的,则可以正常生产,但如果检查结果显示胎儿携带了突变基因,准父母们就要面对取舍的难题了。更为顺其自然的做法是先生下孩子再说。因此,未来的准父母们在制订生育计划时,应与临床医师和遗传咨询师一同讨论对后代进行基因检测的问题,根据已知突变类型及父母意愿,在孩子孕育前、出生前、出生时或成长中进行相关检测。

罹患甲状腺癌是不幸的,但当前绝大多数甲状腺癌经过积极而规范的治疗,预后良好。对于遗传的甲状腺癌,现在也有越来越多的手段来预防和治疗。积极面对,早期干预,即使是甲状腺癌患者,依然能拥有幸福家庭,拥抱美好生活。

 小贴士

关于甲状腺癌,只要定期体检,发现问题及早处理,绝大多数甲状腺癌经规范诊治后预后良好。部分甲状腺癌与遗传有关,相关问题可咨询甲状腺方面的专家。

(陈　曦)

56 儿童与成人甲状腺癌有哪些差异？

甲状腺癌是最常见的内分泌恶性肿瘤,可发生于成人及儿童青少年,并在人群中发病率逐年升高。儿童甲状腺癌与成人甲状腺癌在临床表现、病理特征、预后转归等方面都有着明显的不同,下面就来谈一谈儿童甲状腺癌患者的发病特点。

危险因素

慢性碘缺乏、放射线暴露和家族遗传是目前已知的儿童及青少年甲状腺癌发病的高危因素。具有良性甲状腺结节家族史的儿童罹患甲状腺癌的可能性是普通儿童的 2.5 倍;分化型甲状腺癌患者的家庭出现儿童甲状腺癌的可能性是普通家庭儿童的 4 倍之多,而这可能与某些基因差异有关。

同时,自身免疫性疾病(如桥本甲状腺炎)在甲状腺癌患儿中也占有很高的比例,且明显高于正常青少年和成人群体。对于具有以上危险因素的患儿,定期随访、看专科医生有利于病灶的早期发现和及时处理。

疾病发现

与成年群体相比,儿童及青少年较少进行常规体检或超声检查,因此隐蔽的病灶很难被发现。绝大多数患儿都是由于颈部持续肿大的淋巴结或因颈部不适等其他疾病的常规检查而偶然发现的,极少数表现出声音嘶哑、吞咽困难等明显的压迫症状。

特点

据统计,约有5％的成人甲状腺结节可能为恶性肿瘤。在儿童及青少年中,虽然结节的发生率并不高,但近1/3的结节为恶性,且高达80％的患儿在诊断时已出现了颈部淋巴结转移,而这一数据远高于成人。肿瘤远处转移,如肺转移、骨转移等亦常有发生,因此临床治疗难度较大。临床数据表明,初次手术后的20年内仍有一部分患者需要二次或多次干预,大约有20％的患者发生局部淋巴结复发,10％的患者发生原发灶复发,另有5％的患者发生肿瘤远处转移。

此外,青春期个体发育对疾病的发生发展也具有潜在影响。一般认为,青春期前患儿比青春期后患儿的病灶累及范围更广、淋巴结转移更多,而青春期后的整体临床表现则更接近成人,相对较轻。

治疗手段

手术治疗是首选。手术治疗是局部控制甚至完全治愈的首选方法。儿童甲状腺癌患者完善的术前检查是精准评估患儿疾病严重程度的重要前提,规范的手术操作是控制疾病、降低复发、保证生活质量的关键。

同位素治疗(^{131}I治疗)是儿童甲状腺癌术后重要的辅助治疗手段。儿童期分化型甲状腺癌接受^{131}I治疗具有显著的长期获益的效果。当然,体内放射治疗所造成的远期二次肿瘤的发生风险也是要考虑的,而这需要医生与患者家属充分沟通来共同进行治疗决策。

口服药物,即左甲状腺素钠片,也是术后重要的治疗手段之一。对于儿童甲状腺癌患者,术后口服适量的左甲状腺素钠片替代治疗,不仅能保障儿童及青少年的生长发育需要,同时也可抑制促甲状腺激素升高,有效减少肿瘤的复发。但是,如果用药剂量不适当,则可能阻碍其正常生长发育,还可能进一步对其行为和学习能力造成影响。因此,患儿需要定期复查甲状腺功能,在医生的指导下调节甲状腺素药物的用量。

随访及预后

　　相比于成人,儿童及青少年甲状腺癌"来势汹汹",但绝大多数患儿经过合理、规范的治疗及定期随访,总体预后相当乐观。所以,一旦发现甲状腺癌,家长们不必过度忧心,应在正规医院配合医生的规范治疗,使患儿回归正常的生活。

小贴士

　　目前,已知放射线暴露是儿童甲状腺癌发病的一个高危因素,所以高危儿童需要定期检查颈部超声,及时发现问题并尽早处理。儿童甲状腺癌容易发生淋巴结转移,手术前需要做好评估,并按照《儿童甲状腺癌诊疗规范(2021年版)》进行手术和辅助治疗,一般预后良好。

(郭　凯　王卓颖)

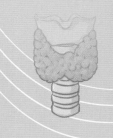

57 甲状腺癌出现转移的前因后果是什么？

甲状腺癌常见病理类型有 4 类,其中甲状腺乳头状癌（PTC）占比高达 80% 以上。据统计,甲状腺乳头状癌中有 30% 的病例会出现颈部区域淋巴结转移,但出现全身其他部位的远处转移概率较低,总的发生比例小于 5%。那么,甲状腺癌出现转移的前因后果是什么呢？

甲状腺乳头状癌转移的原因

同其他恶性肿瘤一样,甲状腺乳头状癌也会出现转移,表现为甲状腺以外的身体其他部位出现同样的肿瘤。当前认为:正常甲状腺细胞在生长过程中发生基因突变后转变为癌细胞,并继续在甲状腺中生长,受微环境影响及癌细胞内基因改变的累积,某些癌细胞具备了侵袭性和转移性能力,便进入到周围淋巴管、

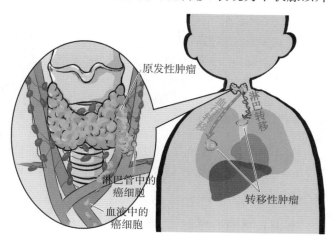

甲状腺肿瘤转移模式图

血管,并转移至淋巴结、骨、肺等甲状腺以外的器官,定植、生长和发展。

甲状腺乳头状癌转移的规律

甲状腺乳头状癌转移的一般规律如下:首先是淋巴结转移,表现为靠近甲状腺肿瘤位置的区域淋巴结常先出现转移,医学上称之为颈部中央区淋巴结转移;随后,肿瘤继续进展,转移到稍远离肿瘤位置的颈侧区淋巴结。其次是血运转移,表现为循着血运转移到骨(脊椎骨、肋骨、髂骨及其他长骨)、肺等远处器官。

甲状腺乳头状癌转移的诊断

区域淋巴结转移的诊断流程:首先,颈部超声检查判断淋巴结可疑累及的部位、大小和数量;随后,对可疑淋巴结进行细针穿刺细胞学检查,并检测穿刺洗脱液中甲状腺球蛋白水平。

远处转移的诊断流程:一般首先进行肺部 CT 检查,再做全身骨扫描,甚至 PET－CT 检查,以及结合血液甲状腺球蛋白及其抗体水平检测,有时还需要做组织病理检查,才能予以确诊。

甲状腺乳头状癌转移的治疗

甲状腺乳头状癌转移时期分为两种情况,包括在原发癌诊断时发现存在淋巴结或远处转移(同时转移)和在原发癌手术后发现淋巴结或远处转移(异时转移)。

同时转移的治疗

对于区域淋巴结转移,需要同时采取淋巴结清扫术;而对于远处(如骨、肺)转移,一般在术后进行放射碘(^{131}I)治疗。若转移的骨肿瘤影响功能,则还需要采取相应的手术处理。

异时转移的治疗

对于区域淋巴结转移,需根据转移淋巴结的多少、大小,以及是否涉及关键组织结构(如大血管、食管、气管)等情况来决定是否再次手术清扫;对于骨、肺远处转移,一般首先进行放射碘治疗,碘抵抗时再采取靶向药物治疗。

 甲状腺乳头状癌转移的结局

统计显示,单纯区域淋巴结转移对疾病特异性生存率的影响较小,但骨、肺远处转移对生存率有明显影响。如果肿瘤对以上治疗的反应较好,病灶能达到完全缓解,且预后相对好;如果肿瘤对治疗的反应差,则 5 年内的生存率会下降至 50%以下。

 小知识

分化型甲状腺癌是最常见的甲状腺癌,包括甲状腺乳头状癌和甲状腺滤泡状癌。前者容易发生颈部淋巴结转移,后者可能发生肺、骨等远处器官转移。甲状腺癌出现转移的具体原因尚未明确,可能包括恶性度高的病理亚型、基因突变、某些蛋白的功能异常,以及部分微小核糖核酸(micro RNA)的作用等。

(杨治力　邱旺旺)

恶性肿瘤的特征之一是淋巴结转移。甲状腺癌(特别是甲状腺乳头状癌)容易发生颈部淋巴结转移,有时虽然肿瘤较小,淋巴结转移却较多。那么,颈部淋巴结多发转移是否为晚期甲状腺癌?

颈部淋巴结多发转移绝大多数不属于晚期甲状腺癌,且一般预后良好,不属于难治患者,是可治疗、须治疗的。虽然有少数颈部淋巴结多发转移者属于晚期甲状腺癌,其中又有极少数属于难治患者,但在这些少数患者中,颈部淋巴结多发转移并不是判定晚期甲状腺癌的主要依据。而医生判断颈部淋巴结多发转移是否为甲状腺癌晚期以及是否难治,主要依据甲状腺癌的类型、甲状腺肿瘤(即甲状腺原发肿瘤及转移的颈部淋巴结)是否可手术彻底切除,以及有无远处转移。

分化型甲状腺癌

分化型甲状腺癌包括甲状腺乳头状癌和甲状腺滤泡状癌,占甲状腺癌的90%以上。其中,又以甲状腺乳头状癌最为常见,约占甲状腺癌的80%,是甲状腺癌的主要类型。分化型甲状腺癌预后好,文献资料显示其30年生存率超过90%。颈部淋巴结多发转移的分化型甲状腺癌患者中,甲状腺肿瘤绝大多数可通过手术,彻底切除,不属于晚期甲状腺癌,也不属于难治患者。而对于少数颈部淋巴结多发转移的分化型甲状腺癌患者,甲状腺肿瘤难以手术彻底切除和(或)已经有远处转移(如肺转移、骨转移、脑转移等)则属于晚期甲状腺癌。此外,若对核素治疗不敏感则为难治患者,若对核素治疗敏感则仍然将其归为可治疗的患者。

甲状腺髓样癌

甲状腺髓样癌占甲状腺癌的 1%～2%,发病率低,其预后介于分化型甲状腺癌和甲状腺未分化癌之间。甲状腺髓样癌总体 15 年生存率超过 75%,且 Roman 等人的研究也表明颈部淋巴结转移的甲状腺髓样癌患者经手术治疗后 10 年生存率高达 75.5%。颈部淋巴结多发转移的甲状腺髓样癌,若可通过手术,彻底切除甲状腺肿瘤,则不属于晚期甲状腺癌,也不属于难治患者;若甲状腺肿瘤难以彻底手术切除和(或)已经有远处转移,则属于甲状腺癌晚期和难治患者。需要指出的是,目前临床上已有针对甲状腺髓样癌的靶向治疗药物,并且取得了一定疗效。因此,即使甲状腺肿瘤难以彻底手术切除和(或)已经有远处转移,其难治性的判定,也有待进一步研究。

甲状腺未分化癌

甲状腺未分化癌约占甲状腺癌的 1%,是恶性程度最高的甲状腺癌,预后极差,1 年生存率仅为 10%～18%,且对核素治疗、放射治疗、化学治疗均不敏感。若患者诊断为甲状腺未分化癌,考虑到其极差的预后,无论其有无颈部淋巴结多发转移,甲状腺肿瘤是否可彻底手术切除,又或者有无远处转移,均可视

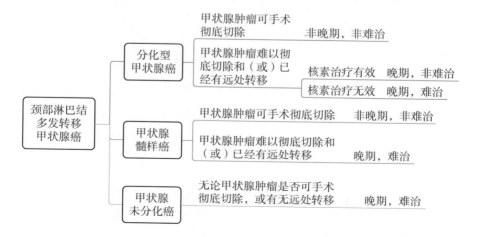

为甲状腺癌晚期和难治患者。

综上所述，颈部淋巴结多发转移不能作为判定甲状腺癌晚期和难治的主要依据。绝大多数颈部淋巴结多发转移的甲状腺癌，特别是分化型甲状腺癌，通过根治性手术治疗及术后的核素治疗，均能取得理想的预后，并不属于晚期甲状腺癌和难治性甲状腺癌。晚期甲状腺癌或难治性甲状腺癌的判定主要依据甲状腺癌的类型，是否严重侵犯甲状腺周围的脏器组织（如肿瘤侵犯气管、咽喉、食管、颈部重要神经、颈部大血管及肌肉皮肤等），并结合甲状腺肿瘤是否可彻底切除、核素治疗敏感性及有无远处转移而最终判定。

 小知识

晚期甲状腺癌的判定需要根据 T（即肿瘤有无侵犯周围的重要组织器官，这涉及肿瘤能否被切除干净）、N（即颈部区域淋巴结转移情况）、M（即肿瘤有无远处转移），以及患者年龄等因素。因此，颈部淋巴结转移多少只是判定甲状腺肿瘤严重程度的因素之一。对于淋巴结转移较多的早期肿瘤，手术清扫彻底也可取得良好的疗效。

（戴文成）

时常有甲状腺癌患者术后进行复查,其超声或 CT 检查仍然存在颈部淋巴结转移,或者血液检查报告中甲状腺球蛋白或降钙素下降不理想。这可能与术前影像评估不充分、手术对淋巴结清扫不彻底有关。因此,诊治甲状腺癌须高度重视颈部淋巴结转移的评估与处理。

分化型甲状腺癌包括甲状腺乳头状癌和甲状腺滤泡状癌,约占所有甲状腺癌的 95%,其中甲状腺乳头状癌约占分化型甲状腺癌的 95% 以上。30%~80% 的甲状腺乳头状癌(即使原发灶仅几毫米)在确诊时已存在颈部淋巴结转移。肿瘤早期易转移到气管旁淋巴结,专业上称之为中央区(Ⅵ区)淋巴结。由于受气管内气体干扰,超声检查不容易发现中央区较小的转移淋巴结。比较严重的甲状腺乳头状癌(如肿瘤病灶较大,并发甲状腺外侵犯,甚至肿瘤侵犯到喉返神经或气管、食管、喉、大血管),往往出现颈动脉、颈静脉周围的

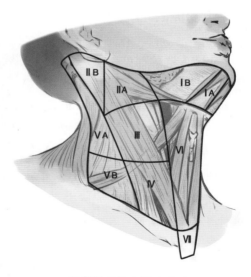

颈部淋巴结分区示意图

[Ⅵ、Ⅶ区为中央区,Ⅰ(ⅠA,ⅠB)、Ⅱ(ⅡA,ⅡB)、Ⅲ、Ⅳ、Ⅴ(ⅤA,ⅤB)区为颈侧区]

淋巴结转移,被称为颈侧区淋巴结转移(最常见于Ⅲ、Ⅳ区,其次多见于Ⅱ、Ⅴ区)。

甲状腺癌颈部淋巴结转移特点

甲状腺乳头状癌颈部淋巴结转移常见于原发灶的同侧,多数沿淋巴引流路径转移。淋巴引流一般首先至气管旁淋巴结,然后引流至颈静脉链淋巴结(Ⅱ~Ⅳ区)和颈后区淋巴结(Ⅴ区),或沿气管旁向下至上纵隔。甲状腺乳头状癌以Ⅵ区淋巴结转移最为常见,且最早转移,随后为颈Ⅲ、Ⅳ区转移,最后为Ⅱ、Ⅴ区转移。其中,侧区转移往往以多区转移为主,单区转移少见。Ⅰ区淋巴结转移概率低于 3%。转移也可能没有规律,呈广泛转移,或双侧转移,或跳跃转移。甲状腺髓样癌占所有甲状腺癌的 1%~2%,其相关死亡率却占所有甲状腺癌的 13%。因此,甲状腺髓样癌的恶性程度通常较高,且颈部中央区淋巴结转移的概率超过 50%~80%,尤其是当降钙素增加到 58.4~146 pmol/L(即200~500 ng/L)时,发生颈侧区淋巴结转移的概率会很高。

术前评估

正常人群颈部可存在 50~200 个淋巴结,颈部淋巴结肿大多数为炎性淋巴结肿大(常由牙龈炎、咽喉部急性炎症等引起),对此不必过多担忧;还有少数可能为淋巴结核或淋巴瘤所致,这需要专业医生的鉴别诊断来予以区分。但诊断为甲状腺癌后,在手术前对颈部淋巴结转移进行准确的评估和诊断便十分必要。

颈部超声和增强 CT 检查是诊断甲状腺癌患者是否出现颈部淋巴结转移的重要手段。若怀疑上纵隔淋巴结转移,还需要进行胸部 CT 检查。近年来,细针穿刺细胞学检查为评估颈部淋巴结是否转移提供了更为精确的手段。甲状腺乳头状癌可通过细针穿刺细胞学检查,联合穿刺洗脱液甲状腺球蛋白检测来评估,而甲状腺髓样癌可联合穿刺洗脱液降钙素检测来评估。对于严重浸润的淋巴结,可能还需要磁共振检查来评估其与周围软组织(如气管、食管、血管)之间的关系;而对于怀疑远处转移的患者,则建议进行全身 PET - CT检查。

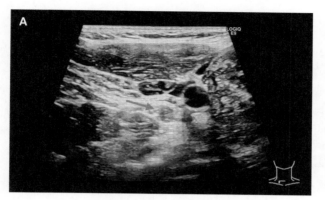

超声检查所示颈部淋巴结转移

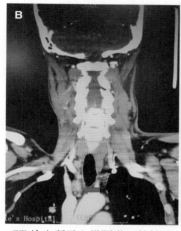

CT 检查所示上纵隔淋巴结转移

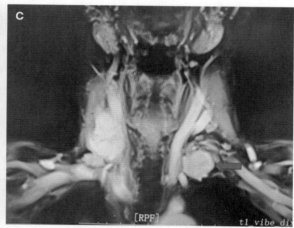

磁共振检查所示颈部淋巴结转移

影像检查评估甲状腺癌淋巴结转移

颈部淋巴结清扫范围

对于甲状腺乳头状癌和甲状腺髓样癌，一般常规进行预防性颈中央区淋巴结清扫，而高度怀疑颈侧区淋巴结转移的，建议常规进行ⅡA、ⅡB、Ⅲ、Ⅳ区淋巴结清扫。ⅤB区淋巴结转移虽然少见，但也占 20％左右，因此对于Ⅲ、Ⅳ区淋巴结转移较多的患者，也建议同时进行ⅤB区淋巴结清扫。甲状腺髓样癌尤其容易发生颈淋巴结转移，所以需要对中央区淋巴结转移较多、肿瘤原发灶较大或术前降钙素较高（如＞200 ng/L 或 58.4 pmol/L）的患者进行同侧颈侧区淋巴结清扫，且必要时也需要对侧颈侧区淋巴结进行活检或清扫。

依靠规范、彻底的手术清扫，附加适度的内分泌抑制治疗和必要的^{131}I 治疗，各期甲状腺乳头状癌预后通常相对较好，10 年生存率在 90％左右。若甲状腺癌术后残留或复发的颈部转移淋巴结对内分泌抑制治疗、^{131}I 治疗、化学治疗或放射治疗效果差，往往需要再次手术以彻底清扫淋巴结和病灶。

术后随访与评估

术后的颈部淋巴结评估首选超声检查。同时，分化型甲状腺癌经同位素治疗后可进行甲状腺球蛋白检测，一般当术后甲状腺球蛋白＞1 μg/L 时，在排除远处转移和局部复发的情况下，需要考虑颈部淋巴结转移的可能。甲状腺髓样癌可通过降钙素检测，进行有效的评估，即当术后降钙素升高时，在排除远处转移和局部复发后，需要仔细寻找可能的颈部转移淋巴结。术后检查发现可疑淋巴结复发的病例，尤其是中央区淋巴结直径＞8 mm、侧区淋巴结直径＞10 mm 的，需要在超声引导下穿刺并明确诊断后再次采取手术治疗。再次手术前，患者需要进行颈部增强 CT 检查以精确定位转移淋巴结。

> **注意事项** 甲状腺癌手术不是简单地切除甲状腺及其肿瘤。术前采用超声和 CT 检查准确评估是否存在颈部淋巴结肿大、转移及其转移情况，术中一并规范清扫转移淋巴结也同样重要。只有这样才能达到生化或解剖上治愈，最终实现"长治久安"。

（樊友本 邓先兆 丁 政 郭伯敏）

60 什么是甲状腺髓样癌？

甲状腺髓样癌是甲状腺癌中占比较小的一种病理类型，容易发生淋巴结转移，也可能发生远处转移，术后还易复发。那么，临床上容易漏诊、误诊的甲状腺髓样癌应该如何精准诊治呢？

甲状腺髓样癌（MTC）是一类发生在甲状腺滤泡旁细胞（即 C 细胞）的神经内分泌肿瘤，占所有甲状腺癌的 $1\%\sim2\%$，却导致了 13.4% 的甲状腺癌相关死亡的发生。MTC 在任何年龄皆可发病，但发病高峰年龄在 $40\sim50$ 岁。肿瘤在早期即可转移到颈部中央区（气管旁）、颈侧区（颈动脉、颈静脉外）淋巴结，而后转移到上纵隔淋巴结、肺、骨、肝、肾上腺等部位。MTC 是一种容易漏诊、误诊且预后较差的特殊类型甲状腺癌，患者的 10 年生存率约为 50%。手术后易发生肿瘤残留、复发和转移，特别是常出现降钙素没有降到正常的情况，而这给医患双方都带来了许多烦恼。

重视甲状腺髓样癌的早期正确诊断

目前，超声检查是 MTC 的首选诊断方法。通过超声，可以发现甲状腺结节及颈部转移淋巴结。对于怀疑 MTC 的患者，术前需常规检测血清降钙素。因为降钙素是诊断 MTC 非常特异且敏感的辅助检查指标，其数值高低与肿瘤大小、淋巴结转移严重程度、是否发生远处转移等显著相关。

MTC 患者多数没有症状，可能仅通过化验的癌胚抗原（CEA）升高而发现,或者因出现面部潮红、频繁腹泻等看似与甲状腺无关的临床表现而引起误诊或漏诊。早期精准诊断,减少误诊和漏诊,对 MTC 来说非常重要。

区别甲状腺髓样癌的散发性或遗传性

MTC 可分为遗传性(约占 25%)和散发性(约占 75%)两种。几乎所有的遗传性 MTC 均由 RET 基因的胚系突变所引起;而散发性 MTC 中,约有 50%的患者是由 RET 基因的体细胞突变所导致,另有 10%～20%的患者由 RAS 基因突变而引发。

遗传性 MTC 的双侧甲状腺滤泡旁细胞,均会同时或先后发生病变;而散发性 MTC 的病灶对侧甲状腺滤泡旁细胞,也会增生或以后发生癌变。所以,对于 MTC,主张进行甲状腺全切手术,即肉眼下不残留甲状腺组织。

遗传性 MTC 具体又分为 3 种亚型:多发性内分泌肿瘤 2a 型(MEN-2a)、多发性内分泌肿瘤 2b 型(MEN-2b)、家族性甲状腺髓样癌(FMTC)。MEN-2a 和 MEN-2b 伴有肾上腺嗜铬细胞瘤,可引起严重的高血压,使得病死率增高,因此需优先处理和手术切除。MEN-2a 伴有甲状旁腺功能亢进症,可引起骨质疏松和肾结石,在进行颈部甲状腺手术时需一并处理甲状旁腺。对于 MTC 患者,需筛查血钙、甲状旁腺激素、儿茶酚胺及甲氧基肾上腺素等,以了解是否并发其他内分泌肿瘤。此外,肿瘤和血标本的 RET 基因检测也可以帮助判断 MTC 是否属于家族遗传性,便于更早期发现和治疗近亲家系患者。而且,根据基因突变位点的不同,还可以进行危险度的分型。

坚持专业而彻底的手术

由于甲状腺滤泡旁细胞不吸碘的特性,[131]I 与内分泌抑制等辅助治疗对 MTC 无效。化学治疗和外放射治疗效果有限,且疗程长、副作用较大。靶向药物治疗虽有可能缓解病情,但费用较高,也需长期使用,存在一定的副作用,多用于肺、骨转移的晚期患者。因此,手术切除全部甲状腺和彻底清扫颈部淋巴结是治愈尚未发生远处转移的 MTC 的唯一有效方法。

MTC 很容易早期发生淋巴结转移,建议采用专家超声和颈部增强 CT 检查来评估淋巴结转移的范围,必要时辅以细针穿刺细胞学检查和洗脱液中降钙素的测定，以便进行规范、彻底甚至"宁可过度"的淋巴结清扫。"初治彻底"或"第一刀清"，对 MTC 初次手术非常重要。

🦋 完善术后终生定期随访

定期复查血清降钙素和颈部超声，可初步判断是否肿瘤残留、复发和转移。若降钙素≤146 pmol/L 或 500 ng/L，则病变的复发多半局限于颈部，可以考虑再次进行颈部淋巴结清扫；若降钙素＞146 pmol/L 或 500 ng/L，还要怀疑是否发生肺、骨、肝等远处转移，需要进行相应部位的 CT、MRI 甚至全身 PET - CT 检查。症状严重或降钙素倍增时间在 1 年之内时，可考虑靶向药物治疗（如安罗替尼）；也有部分患者降钙素有所升高，但无明显影像学可见的病灶或病灶稳定，则可选择定期随访观察。

总之，甲状腺髓样癌是一种并不常见却也并不罕见的特殊类型甲状腺癌，可以通过甲状腺影像学检查、穿刺活检、血清降钙素与癌胚抗原化验，以及 RET 基因检测等，得到精准诊断。手术需要进行甲状腺全切和彻底的淋巴结清扫，最好找经验丰富的甲状腺专科医生诊治，以提高治愈率，减少手术并发症和术后复发。由于内分泌抑制治疗和 ^{131}I 治疗无效，在术后的定期随访过程中，对进展快的远处转移患者可考虑选用相应的靶向药物治疗。

······ 专家 👨 忠告 ······

甲状腺髓样癌占所有甲状腺癌的 1‰～2‰，容易发生淋巴结转移、复发，也容易漏诊。因此，甲状腺结节患者就诊时最好再加测降钙素（甲状腺髓样癌特异性的检测指标）。及时且规范的手术和定期随访，是提高甲状腺髓样癌疗效的关键。

（樊友本　丁　政　邓先兆　郭伯敏）

61 甲状腺癌中恶性程度最高的是哪种癌？

甲状腺癌多数预后良好，这是因为甲状腺癌中占 90% 以上的甲状腺乳头状癌，经手术、内分泌抑制和^{131}I 治疗后大多数预后良好。但是，甲状腺癌中有一种极少见的类型，即甲状腺未分化癌，其确诊后的生存期一般是 3~6 个月。那么，这种恶性程度最高的肿瘤该怎么诊治呢？

甲状腺未分化癌

甲状腺未分化癌是一种高度去分化的恶性肿瘤，几乎没有保留非癌性甲状腺细胞的特征，最具侵袭性与致死性。虽然甲状腺未分化癌发病率低，仅占甲状腺恶性肿瘤的 1%~2%，但其中位生存期只有 3~6 个月，是甲状腺癌最主要的死亡原因。甲状腺未分化癌生长速度特别快，多数患者在确诊后短时间内可出现肿块迅速增大、呼吸困难、吞咽困难、声音嘶哑及远处转移，即使积极治疗，生存率仍较低。快速明确诊断甲状腺未分化癌，具有一定挑战性，因此早诊断、早干预至关重要。

甲状腺未分化癌的诊断

出现快速增长的颈部肿块，并伴有呼吸困难、吞咽困难、声音嘶哑等压迫症状时，应考虑甲状腺未分化癌的可能。细针穿刺细胞学检查通常是首要的诊断方法,能快速有效地做出初步诊断。当穿刺细胞量不足时,推荐在超声引导下对肿瘤实性区域进行粗针穿刺组织学检查,并对穿刺组织进行免疫组织化学染色。通过细胞特定标志蛋白的检测,与其他肿瘤进行鉴别。注意与有类似临床表现的甲状腺肿瘤相鉴别,如低分化甲状腺癌、甲状腺鳞状细胞癌、甲状腺髓样癌、甲状腺淋巴瘤等。另外,颈部超声、CT、磁共振及全身 PET - CT 检查均有助于甲状腺未分化癌的诊断。但甲状腺未分化癌的最终诊断仍取决于组织病理学检查。通过手术切除标本的组织学检查,可发现甲状腺未分化癌组织具有高度细胞增殖的特点,非典型有丝分裂也很常见。同时,一经诊断,应尽快进行基因检测(如 $BRAF^{V600E}$、RAS、$TERT$、$NTRK$、ALK 突变及 RET 融合等),明确其分子变化特点,为实施新辅助治疗或靶向治疗提供依据。

甲状腺未分化癌的治疗

目前,甲状腺未分化癌的治疗方式,主要有手术治疗、放射治疗、化学治疗、靶向治疗及免疫治疗。总体而言,当前仍缺乏规范且有效的治疗模式,单一的治疗方式往往不能有效地控制疾病进展,改善预后。

诊断甲状腺未分化癌后,推荐多学科会诊、讨论(包括甲状腺外科、内分泌科、病理科、放射科、肿瘤科、核医学科等经验丰富的医生),在患者及其家属共同参与下决定治疗目标。术前需进行影像学检查以及喉镜、食管镜、支气管镜检查,如果病变存在于局部且能够达到切缘阴性,应进行手术切除。对于病灶可切除的患者,应考虑全部切除或近全部切除甲状腺,并同时进行中央区和颈侧区的淋巴结清扫,这是最理想的手术治疗方法。但对于肿瘤累及气管、食管等周围器官或有远处转移的患者,已无根治手术的机会,对此类患者不建议采用激进的甲状腺手术治疗,因为扩大手术范围不但无法提高生存时间及生存率,还会增加手术并发症。若出现呼吸道压迫症状,可放置支架或预防性气管切开,或者进行靶向药物治疗,观察肿块是否缩小及有无根治性手术机会。

外放射治疗适用于所有确诊为甲状腺未分化癌的患者,这既是无根治手术机会的患者可选的主要治疗方式,也是其术后主要的辅助治疗手段。放射治疗与手术治疗相结合才能达到更好的治疗效果。

甲状腺未分化癌对单纯化学治疗敏感性较低,而化学治疗作为手术或者放射治疗的补充,可能会使部分甲状腺未分化癌患者获益。目前,应用于化学治疗的药物主要包括紫杉醇类、博来霉素及多柔比星。

分子靶向治疗一般作用于肿瘤细胞特定的分子靶点,利用肿瘤细胞在基因、酶、信号转导等方面的异常,选择性抑制肿瘤细胞的增殖、侵袭、转移等生物学行为。由于它主要以抑制肿瘤新生血管形成及细胞增殖为主,所以在杀死肿瘤细胞的同时对正常细胞造成的不良反应较少。当前,应用于甲状腺未分化癌的靶向药物主要有酪氨酸激酶抑制剂、抗表皮生长因子受体靶向药物、血管生成抑制剂、$BRAF$ 抑制剂等。达拉非尼和曲美替尼可应用于 $BRAF^{V600E}$ 突变型甲状腺未分化癌患者的全程治疗:它们不仅可用于术前新辅助治疗,控制局灶性疾病进展,增加手术机会;还能应用于术后全身治疗,改善患者无进展生存期(progression free survival,PFS),尽可能延长生存期。对于伴 $NTRK$ 或 RET 融合的Ⅳ C 期的甲状腺未分化癌患者,可以用拉罗替尼、恩曲替尼或塞尔帕替尼、帕拉西替尼治疗。

对于细胞程序性死亡-配体 1(programmed cell death-ligand 1,PD‐L1)表达高的甲状腺未分化癌患者,PD‐1/PD‐L1 通路抑制剂可以在没有其他靶向分子改变的情况下,作为一线治疗或后期治疗药物。已有研究表明,帕博利珠单抗和斯巴达珠单抗可以使部分患者的病情得到缓解,从而延长生存期。

总之,甲状腺未分化癌恶性程度高、进展迅速、预后差,需及时进行组织病理学和免疫组织化学检查,必要时还需联合基因检测,并与其他甲状腺疾病、其他来源恶性肿瘤相鉴别,从而尽快明确诊断。确诊后由多学科共同讨论,协同制订治疗方案。有手术机会的患者应优先尽快进行手术,术后辅以放射或化学治疗;而不能手术者则需采取姑息性治疗或系统性药物治疗,并且靶向治疗或免疫治疗也可作为选择方案之一。

📋 小知识

甲状腺未分化癌占所有甲状腺癌的 1‰ 左右,恶性度极高,发现及确诊后生存期一般在 3~6 个月,单纯依靠手术治疗效果差,需要系统性综合治疗(包括靶向药物治疗)才能有望延长生存期。防治的关键在于早期诊断与治疗。

(王建华)

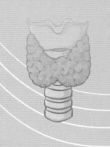

62 对原发性甲状腺淋巴瘤如何诊治？

淋巴瘤是一种血液系统的恶性肿瘤，可表现为全身多处淋巴结肿大或病灶，而甲状腺也是受累的器官之一。那么，当表现为甲状腺淋巴结肿大时，应如何诊治呢？

原发性甲状腺淋巴瘤（primary thyroid lymphoma，PTL）是罕见的甲状腺恶性疾病，占甲状腺恶性肿瘤的 1%～5%。PTL 的发病机制目前尚未完全阐明，一般认为与炎症慢性刺激导致的淋巴细胞增生恶变有关。桥本甲状腺炎是PTL 发生的危险因素。临床上，PTL 常表现为颈部肿物突然增大，可伴有声音嘶哑、吞咽困难、呼吸困难等压迫症状。病理活体组织检查是诊断 PTL 的金标准，而超声及超声引导下的穿刺活体组织检查为常用的辅助检查手段，两者均对发现疑似病例和术前诊断有重要作用。PTL 的治疗方式已从单一的手术治疗转变为包括手术治疗、放射治疗、化学治疗、免疫治疗、分子靶向治疗在内的综合治疗。由此可见，患者的预后情况主要取决于其病理类型、分期和所选择的治疗方式。

原发性甲状腺淋巴瘤的症状

原发性甲状腺淋巴瘤在临床上常表现为颈部肿物突然增大，压迫气管、食管或甲状腺周围的其他组织，出现声音嘶哑、吞咽困难、呼吸困难等压迫症状。也有少部分患者出现淋巴瘤 B 细胞症状，如夜间发热、出汗、体重减轻及颈部淋巴结肿大等。大部分患者甲状腺功能正常,但也有部分患者出现甲状腺功能亢进或减退的表现。

🦋 原发性甲状腺淋巴瘤的诊断

超声检查

超声检查是相关指南所推荐的首选的甲状腺结节影像学检查方法。超声检查可以探查甲状腺及其周围组织,但甲状腺淋巴瘤的超声表现缺乏特异性。比如,极低回声和边界不清等超声表现,需要与慢性淋巴细胞性甲状腺炎、结节性甲状腺肿的超声表现相鉴别。超声上可疑的甲状腺淋巴瘤主要分为3种类型,即结节型、弥漫型和混合型。结节型病变局限于单侧叶,肿瘤与周围组织的边界清晰;弥漫型病变累及两叶,病灶边界不清;而混合型则以甲状腺内多个片状病变及低回声区为特征。三者的共同特点是病灶呈低回声或极低回声,并伴后方回声增强。超声检查因其简便、无创性,常作为甲状腺疾病的随访检查手段。

CT 检查

CT 检查结果常表现为甲状腺弥漫性肿大或甲状腺内单个(或多个)低密度结节,而增强时则以轻中度、均匀强化多见,多用于测量肿瘤大小,评估气管、食管及周围组织受累情况。PET - CT 检查能够显示病灶对放射性核素的摄取增强,常用于临床分期、治疗效果评估和治疗后复查。

超声引导下穿刺活体组织检查

原发性甲状腺淋巴瘤的确诊最终依赖于病理诊断。细针穿刺细胞学检查有助于部分原发性甲状腺淋巴瘤的诊断,但若获取的样本量较少,有时难以诊断。粗针穿刺组织学检查(core needle biopsy,CNB)是诊断甲状腺恶性淋巴瘤最重要的检查方法。粗针针芯较细针更大,穿刺能获取更多的细胞并保留完整的组织结构,因此粗针穿刺组织学检查较细针穿刺细胞学检查,往往有更高的敏感性。随着穿刺技术和辅助诊断技术的发展,许多淋巴瘤在术前即可得到明确诊断,除非在一些特殊情况下(如穿刺样本量不足、某些特殊的淋巴瘤组织学亚型)才需要进行手术切除活检术。

 原发性甲状腺淋巴瘤的治疗

目前,原发性甲状腺淋巴瘤的治疗有联合放、化疗和局部手术治疗。对于原发性甲状腺淋巴瘤所致急性气管梗阻的患者,需要手术切除肿瘤以解除梗阻。对于无明显气管梗阻者,可采用化学治疗或联合放、化疗的方案进行治疗。

📋 **小知识**

原发性甲状腺淋巴瘤是少见的甲状腺恶性肿瘤,常发生于中老年人,且女性多于男性。它常表现为甲状腺短期内迅速增大,并可能出现气管、喉部受压迫的症状,以及发热、夜间出汗、体重明显减轻等症状。甲状腺肿块大小不等、质地硬实,活动度差,其中40%可能出现颈部淋巴结肿大,而10%出现呼吸困难,其治疗主要依靠放射治疗和化学治疗。

(邹湘才　洪楚原)

局部晚期甲状腺癌是指肿瘤局部侵犯周围的气管、食管、咽喉、颈部大血管或广泛肌肉皮肤等,难以彻底切除,手术风险高。因此,局部晚期肿瘤往往需要多学科联合诊治,那么这种疑难手术需要哪些学科的协作呢?

甲状腺癌总体预后较好,但仍有部分甲状腺癌预后较差,表现为局部多次复发、侵犯颈部重要器官组织、发生远处转移,甚至危及生命。预后较差的甲状腺癌虽然总体占比不高,但由于近年来甲状腺癌本身发病的基数较大,在临床上也并不罕见。

局部晚期甲状腺癌在颈部常常侵犯气管、食管、喉及下咽、颈部大血管(如颈内静脉、颈总动脉)。肿瘤向下生长或转移进入上纵隔,可能侵犯上纵隔内的大血管,如头臂动脉、无名静脉和上腔静脉等;严重的甲状腺癌甚至会转移至主动脉弓以下水平的位置。

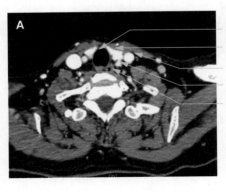

正常气管
左侧甲状腺
正常静脉血管
正常动脉血管
正常食管

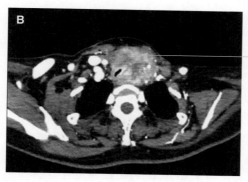

肿瘤侵犯左侧血管、侵犯并压迫气管食管

局部晚期甲状腺癌侵犯颈部气管、食管、颈总动脉、颈内静脉、喉返神经等颈部重要器官组织（A 为正常颈部结构，B 为局部晚期甲状腺癌颈部 CT 表现）

这些受侵犯的器官或组织往往涉及多个学科领域。其中，大血管涉及血管外科，喉和下咽涉及耳鼻咽喉科，上纵隔转移和侵犯涉及心胸外科。甲状腺外科或头颈外科凭借单一学科常常不能独立完成肿瘤的完整切除，但通过多学科团队（multi-disciplinary team，MDT）的协作，可以发挥各学科的优势，相互配合，共同完成手术。

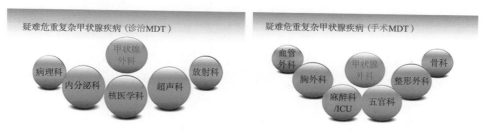

上海交通大学医学院附属第六人民医院疑难危重及局部晚期甲状腺癌诊断和手术多学科协作团队

对于侵犯多器官的局部晚期甲状腺癌，首先需要甲状腺外科医生进行精确诊断，完善术前检查。通过甲状腺彩色多普勒超声、颈部和胸部增强 CT 或磁共振、食管镜、气管镜、电子喉镜、穿刺细胞学或组织学等检查，明确肿瘤的性质，评估肿瘤侵犯的范围与涉及的相关学科情况。随后，制订初步的手术方案，并邀请相关学科专家共同会诊。多学科联合会诊需要确定手术的切除范围、手术顺序和需要手术重建的器官及其重建方案。联合手术方案确定后，甲状腺外科医生作为主导科室医生还需要评估术中出血量，准备术前备血等。涉及气管、喉狭窄的患者还需要请麻醉科会诊，以确定麻醉方案。对于不能安全麻醉插管的患者，还可能需要在局部麻醉下气管切开插管，甚至需要心外科协助，预备体外循环。对于手术切除后皮肤缺失的患者，需要整形外科帮助重建、修复缺损。这类肿瘤治疗往往手术风险很大，并且对所涉及的相关学科要求较高。目前，只有极少数大型三级甲等医院能够开展这类肿瘤的诊治。

 小知识

　　局部晚期甲状腺癌主要是指肿瘤原发灶或转移复发灶在颈部形成严重的侵袭状态，严重侵袭气管、食管、咽喉、喉返神经及大血管，甚至上纵隔或广泛的皮肤、肌肉等组织器官，其手术不易或难以完整切除病灶。因此，手术时最好多学科医生共同协作完成，强强联合，降低手术风险，提高手术根治的彻底性及疗效。

（邓先兆　樊友本　陶子夏　顾晓辉）

后记

　　值此书稿完成之际,我们衷心感谢上海交通大学甲状腺疾病诊治中心和全国各分中心的诸位专家学者为本书的成功出版所做出的重要贡献。同时也感谢同行及病友们对上海交通大学医学院附属第六人民医院甲状腺外科的发展所给予的支持与信任,使得我们不断增强为患者服务的本领。

　　上海交通大学医学院附属第六人民医院甲状腺外科成立于 2005 年,是国内较早从普通外科中成立专业组的单位之一。目前,编制床位 60 张,下设 7 个专业组,共有医师 17 人,其中副高职称以上 8 人,博士学位 9 人,博士生导师 2 人,硕士生导师 5 人。自科室成立以来,在学科带头人樊友本教授的潜心钻研与努力拼搏下,形成了甲状腺多元化微创手术和疑难危重及局部晚期甲状腺癌手术两大技术优势和特色,年手术量达 3 000 余例。在国际上首创经乳晕单孔和经颏下单孔内镜甲状腺手术,并率先探索经口侧颈部择区淋巴结清扫,是国内最早规模开展内镜甲状腺微创美容手术的几家单位之一。目前,已常规开展经颏下前庭、经胸乳、经腋窝入路的内镜甲状腺手术及机器人甲状腺手术,在国内率先形成多元化的内镜甲状腺手术优势。内镜甲状腺手术规模化、流程化和个体化的开展,不仅提高了患者总体预后(如无复发生存率)和美容满意度(颈部无瘢痕),还明显减少了手术并发症,节约了医疗开支。

　　此外,我院每年都开展大量的疑难危重及局部晚期甲状腺癌多学科联合手术。甲状腺外科、核医学科、内分泌科、超声影像科、病理科等与甲状腺疾病相关的每个亚学科及多学科团队总体优势明显。另外,我们还联合耳鼻咽喉头颈外科、血管外科、胸心外科、整形外科、骨科、介入科、麻醉科及 ICU 科室等多学科组成团队,建立了全国知名的大型疑难危重及局部晚期甲状腺癌多学科联合诊治中心(以下简称"中心")。中心每年挽救近200例全国各地转诊的疑难危重及局部晚期甲状腺癌患者,救治了许多甲状腺癌侵犯咽喉、气管、食管、颈动脉、颈静脉、上纵隔、颈部广泛皮肤的患者,以及甲状腺功能亢进症合并气管严重狭窄、严重甲状旁腺功能亢进症伴多次骨折等病例。对于疑难危重及局部晚期甲状腺癌的患者,中心还开展了手术前后靶向药物治疗的临床研究。中心联合核医学科开展术后^{131}I治疗、内分泌抑制治疗和靶向药物治疗,形成了疑难危重及局部晚期甲状腺癌的系统性诊治方案,从而提高了这类患者的生存率和生活质量,并减少了复发率及死亡率。中心还多次举办国际性或全国的"甲状(旁)腺疾病的内镜手术及多科综合诊治进展"学习班。近些年,有来自全国的100多名中高级医师来院交流学习。

上海交通大学医学院附属第六人民医院是上海交通大学甲状腺疾病诊治中心的牵头单位,也是上海交通大学50个重点医学专病中心中的优秀中心。甲状腺外科是全国内镜甲状腺手术培训中心、甲状(旁)腺疾病规范化诊疗示范中心。学科带头人樊友本教授是上海交通大学医学院附属第六人民医院甲状腺外科暨上海交通大学甲状腺疾病诊治中心主任,在甲状(旁)腺肿瘤和疝病的诊治与研究方面取得较好成绩,多次被评为甲状腺和疝全国十强名医。主编出版《甲状腺和甲状旁腺内镜手术学》(上海科学技术出版社,2014年)、《局部晚期甲状腺癌的多科联合诊治》(上海交通大学出版社,2017年),主译出版《甲状腺和头颈外科经验与教训》(人民卫生出版社,2015年)、《甲状旁腺外科诊治进展》(上海科学技术出版社,2016年)等8部专著。

这次樊友本教授作为主审在本书的编写过程中提出了许多真知灼见。值此图书出版之际,我们回顾往昔发展历程,希望在甲状腺疾病的高水平临床诊治、科研和科普方面,为患者提供高质量的服务,继续砥砺前行,为人民群众的健康贡献一份力量。

缩写词英汉对照表

（按英文首字母排序）

英文缩写	英文全名	中文全名
AI	artificial intelligence	人工智能
AITD	autoimmune thyroid disease	自身免疫性甲状腺疾病
AR	augmented reality	增强现实
ATA	American Thyroid Association	美国甲状腺学会
ATC	anaplastic thyroid carcinoma	甲状腺未分化癌
ATD	antithyroid drug	抗甲状腺药物
BABA	bilateral axilla-breast approach	经双侧乳晕和腋窝途径
BMI	body mass index	体质指数
Ca	cancer	癌症
CDFI	color Doppler flow imaging	彩色多普勒血流成像
CEA	carcinoembryonic antigen	癌胚抗原
CLA	cutaneous lichen amyloidosis	皮肤苔藓淀粉样变
CNB	core needle biopsy	粗针穿刺组织学检查
CSCO	Chinese Society of Clinical Oncology	中国临床肿瘤学会
CT	computed tomography	计算机断层扫描
C-TIRADS	Chinese thyroid imaging reporting and data system	中国甲状腺影像报告和数据系统

英文缩写	英文全名	中文全名
DNA	deoxyribonucleic acid	脱氧核糖核酸
DSA	digital subtraction angiography	数字减影血管造影
DSVPTC	diffuse sclerosing variant of papillary thyroid carcinoma	弥漫硬化型甲状腺乳头状癌
DTC	differentiated thyroid carcinoma	分化型甲状腺癌
DWI	diffusion weighted imaging	弥散加权成像
DxWBS	diagnostic whole-body scan	诊断性全身扫描
FDG	fluorodeoxyglucose	氟代脱氧葡萄糖
FMTC	familial medullary thyroid carcinoma	家族性甲状腺髓样癌
FNAC	fine-needle aspiration cytology	细针穿刺细胞学检查
FNMTC	familial non-medullary thyroid carcinoma	家族性非髓样甲状腺癌
FT_3	free triiodothyronine	游离三碘甲腺原氨酸
FT_4	free thyroxine	游离甲状腺素
FTC	follicular thyroid carcinoma	甲状腺滤泡状癌
GLP-1	glucagon-like peptide-1	胰高血糖素样肽-1
GTT	gestational transient thyrotoxicosis	妊娠一过性甲状腺毒症
HCG	human chorionic gonadotropin	人绒毛膜促性腺激素
HD	Hirschsprung's disease	先天性巨结肠症
HDL	high density lipoprotein	高密度脂蛋白
HMTC	hereditary medullary thyroid carcinoma	遗传性甲状腺髓样癌
HT	Hashimoto's thyroiditis	桥本甲状腺炎
ICP	intrahepatic cholestasis of pregnancy	妊娠肝内胆汁淤积症
ICU	intensive care unit	重症监护室
IgG	immunoglobulin G	免疫球蛋白 G
IgM	immunoglobulin M	免疫球蛋白 M

英文缩写	英文全名	中文全名
LT$_4$	levothyroxine	左甲状腺素钠片
MDT	multi-disciplinary team	多学科团队
MEN - 2	multiple endocrine neoplasia-2	多发性内分泌肿瘤 2 型
MEN - 2a	multiple endocrine neoplasia-2a	多发性内分泌肿瘤 2a 型
MEN - 2b	multiple endocrine neoplasia-2b	多发性内分泌肿瘤 2b 型
MKI	multi-target kinase inhibitors	多靶点激酶抑制剂
MMI	methimazole	甲巯咪唑
MRI	magnetic resonance imaging	磁共振成像
MTC	medullary thyroid carcinoma	甲状腺髓样癌
NGS	next generation sequencing	二代测序
NOSES	natural orifice specimen extraction surgery	经自然腔道手术和取标本
OSAHS	obstructive sleep apnea hypopnea syndrome	阻塞性睡眠呼吸暂停低通气综合征
PA	protection grade of UVA	防晒指数
PCR	polymerase chain reaction	聚合酶链式反应
PD - L1	programmed cell death-ligand 1	细胞程序性死亡-配体 1
PET	positron emission tomography	正电子发射断层显像
PFS	progression free survival	无进展生存期
PGT - M	preimplantation genetic testing for monogenic disease	植入前单基因遗传病检测
PHEO	pheochromocytoma	嗜铬细胞瘤
PHPT	primary hyperparathyroidism	原发性甲状旁腺功能亢进症
PTC	papillary thyroid carcinoma	甲状腺乳头状癌
PTH	parathyroid hormone	甲状旁腺素

英文缩写	英文全名	中文全名
PTL	primary thyroid lymphoma	原发性甲状腺淋巴瘤
PTML	primary thyroid malignant lymphoma	原发性甲状腺恶性淋巴瘤
PTU	propylthiouracil	丙硫氧嘧啶
RI	resistance index	阻力指数
RNA	ribonucleic acid	核糖核酸
RNI	recommended nutrient intake	推荐营养摄入量
SCH	subclinical hypothyroidism	亚临床甲状腺功能减退症
SPF	sun protection factor	防晒指数
T_3	triiodothyronine	三碘甲状腺原氨酸
T_4	thyroxine, tetraiodothyronine	甲状腺素，又称四碘甲状腺原氨酸
TBG	thyroxine binding globulin	甲状腺素结合球蛋白
Tg	thyroglobulin	甲状腺球蛋白
TG	triglyceride	甘油三酯
TGase Ⅱ	transglutaminase-2	组织转谷氨酰胺酶-2
TgAb	thyroglobulin antibody	甲状腺球蛋白抗体
TH	thyroid hormone	甲状腺激素
TIRADS	thyroid imaging reporting and data system	甲状腺影像报告和数据系统
TNM	tumor, node, metastasis	肿瘤原发灶、淋巴结、远处转移
TPO	thyroid peroxidase	甲状腺过氧化物酶
TPOAb	thyroid peroxidase antibody	甲状腺过氧化物酶抗体
TRAb	thyrotropin receptor antibody	促甲状腺激素受体抗体
TRH	thyrotropin-releasing hormone	促甲状腺激素释放激素

英文缩写	英文全名	中文全名
TSAb	thyrotropin receptor-stimulating antibody	促甲状腺激素受体刺激性抗体
TSBAb	thyrotropin stimulation blocking antibody	促甲状腺激素刺激阻断性抗体
TSH	thyroid stimulating hormone	促甲状腺激素
TSHR	thyroid stimulating hormone receptor	促甲状腺激素受体
TT$_3$	total triiodothyronine	总三碘甲状腺原氨酸
TT$_4$	total thyroxine	总甲状腺素
TTF-1	thyroid transcription factor-1	甲状腺转录因子-1
UIC	urinary iodine concentration	尿碘浓度
UL	tolerable upper intake level	可耐受最高摄入量
WBS SPECT	whole-body scan single photon emission computed tomography	全身扫描单光子发射计算机断层显像
WHO	World Health Organization	世界卫生组织

缩写词英汉对照表